Dr.Medipedia

医万个为什么——全民大健康医学科普丛书

破茧成蝶话新生
——新生儿科普问答

胡三元　总主编
徐海燕　郭跃华　主　编

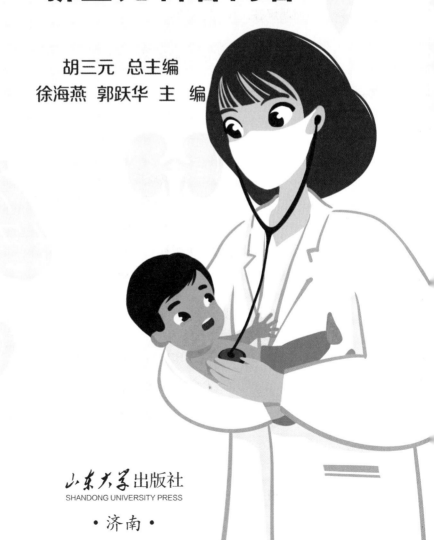

山东大学出版社
SHANDONG UNIVERSITY PRESS
·济南·

图书在版编目(CIP)数据

破茧成蝶话新生:新生儿科普问答/徐海燕,郭跃华主编.—济南:山东大学出版社,2024.5

(医万个为什么:全民大健康医学科普丛书/胡三元主编)

ISBN 978-7-5607-8084-9

Ⅰ.①破… Ⅱ.①徐…②郭… Ⅲ.①新生儿疾病－诊疗－问题解答 Ⅳ.①R722.1-44

中国国家版本馆 CIP 数据核字(2024)第 053167 号

策划编辑　徐　翔
责任编辑　蔡梦阳
封面设计　王秋忆
录　　音　徐天翔

破茧成蝶话新生

POJIAN CHENGDIE HUA XINSHENG

——新生儿科普问答

出版发行	山东大学出版社
社　　址	山东省济南市山大南路 20 号
邮政编码	250100
发行热线	(0531)88363008
经　　销	新华书店
印　　刷	济南乾丰云印刷科技有限公司
规　　格	720 毫米×1000 毫米　1/16
	10.75 印张　189 千字
版　　次	2024 年 5 月第 1 版
印　　次	2024 年 5 月第 1 次印刷
定　　价	68.00 元

《破茧成蝶话新生——新生儿科普问答》
编委会

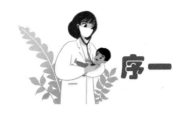

新时代医者的使命担当
——为百姓打造有温度的医学科普

党的二十大报告指出，人民健康是民族昌盛和国家富强的重要标志，要把保障人民健康放在优先发展的战略位置，完善人民健康促进政策。

"科技创新、科学普及是实现创新发展的两翼，要把科学普及放在与科技创新同等重要的位置。"习近平总书记这一重要论述，为新时代医者做好医学知识普及工作指明了前进方向、提供了根本遵循，那就是传播健康理念，力求让主动健康意识深入人心。

"科普，从病人中来，到百姓中去。"山东省研究型医院协会响应国家"全民大健康""科普创新"等一系列战略规划，借助实力雄厚的专家团队，在山东大学出版社的牵头下编纂的"医万个为什么——全民大健康医学科普丛书"问世了。丛书以向人民群众普及医学科学知识，提高全民科学素养和健康水平为根本宗旨，不仅可以在人们心中种下健康素养的种子，还能将健康管理落到实际行动上，让科普成为个人的"定心丸"，成为医生的"长效处方"，进而成为全民大健康的"防护网"。

传递医学科普，是一种社会责任。医道是"至精至微之事"，习医之人必须"博极医源，精勤不倦"，此为专业之"精"；有高尚的品德修养，以"见彼苦恼，若己有之"感同身受的心，策发"大慈恻隐之心"，进而发愿立誓"普救含灵之苦"，这是从医情怀。有情怀，才有品位；有情怀，才有坚持。国际上，很多医学大家也是科普作家。例如哈佛医学院教授、外科医生阿图·葛文德所写的《最好的告别》，传递出姑息治疗的新思路。世界著名的顶级学术期刊《自然》(*Nature*)《科学》(*Science*)创立之初,就秉持科普色彩,直至今日,很多非专业读者仍醉心其趣味性和准确性。在我国,越来越多的医学专家和同仁也开始重视科普宣教,经常撰写科普作品,参加科普访谈,助力科普公益活动,引领大家的健康生活理念,加强疾病预防。

杏林春暖,有百姓健康相托,"医万个为什么——全民大健康医学科普丛书"创作团队带着一份责任和义务,集结 100 多个医学专业委员会,由百余位医学名家牵头把关,近千名医学一线人员编写,秉持公益科普的初心和使命,以心血成此科普丛书。每一本书里看似信手拈来的从容,都是医者从医多年厚积薄发的沉淀。参与创作的医者们带着情怀和担当参与到这项科普工程中,他们躬身实践、博采众长、匠心独运,力求以精要医论增辉杏林。

创作医学科普,是一种专业素养。生命健康,是民生大事。医学科普,推崇通俗,但绝不能低俗。相比于自媒体时代各种信息、谣言漫天飞的现象,这套丛书从一开始的定位就是准确性和科学性,绝不可有似是而非的内容。在内容准确性和科学性的基础上,还力求语言通俗易懂。为此,本系列丛书借鉴"十万个为什么"科普丛书,采取问答形式,就百姓关心的健康问题答惑释疑,指导人们如何科学防治疾病。上到耄耋老者,下至认字孩童,皆能读得懂、听得进,还能用得上,力倡"每个人是自己健康第一责任人"。

推广医学科普,是一种创新传播。科普,不是孤芳自赏,一定要能够打动人心、广泛传播。这就要求有创新、有温度的内容表达方式和新颖的传播形式。内容上,本套丛书从群众普遍关心的问题出发,突出疾病预防,讲述一些常见疾病的致病因素,让读者了解和掌握疾病的预防知识,尽量做到不得病、少得病,防患于未然。一旦得了病,也能做到早发现、早确诊,不贻误病情和错失救治良机。在传播方式上,为了方便读者高效利用碎片化时间,也为了让读者有更多获取健康知识的途径,本套丛书在制作时把每部分内容都录制成音频,扫码即可听书。为保证科普的系统性,丛书以病种划分为册,比如《心血管疾病科普问答》《内分泌与代谢疾病科普问答》《小儿外科疾病科普问答》等,从而能最大限度地方便读者直截了当地获取自己关心的科普内容。最终形成的这套医学科普丛书既方便读者查阅,又有收藏价值,还具有工具书的作用。

　　坚守医学科普，还需要有执着的精神。医学科普的推广、普及并非一日之功，必将是一项长期性、系统性的工程，我们将保持团队的活力和活跃性，顺应时代发展，不断更新知识，更好地护佑百姓健康。

　　这样一群有责任、有情怀、有坚守、有创新的杰出医者为天下苍生之安康所做的这件事，看似平凡，实则伟大。笔者坚信，他们在繁忙的临床、科研、教学工作以外耗费大量心血创作的这套大型医学科普丛书，必将成为医学史上明珠般的存在。不求光耀医史长河，但求为百姓答疑解惑，给每一位读者带来实实在在的健康收益。

中国工程院院士　张运

2023 年 4 月

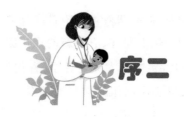

让医学回归大众

欣闻"医万个为什么——全民大健康医学科普丛书",这套由近千名医学领域专家和临床一线中青年医务人员撰写完成的丛书即将付梓,邀我作序,幸何如之。作为丛书总策划、总主编胡三元教授的同窗挚友,能先一睹著作,了解丛书撰述缘由,详读精心编写的医学科普内容,不禁感叹齐鲁医者之"善爱之心"及医学科普见解之独到。

庞大的丛书作者背后是民生温度。从医三十多年,我始终认为大众健康素质和健康意识的提高,是健康中国建设的重要内容。作为医生,应该多写科普类文章,给老百姓普及健康和医学知识,拉近与人民群众的距离,让科普成果切切实实为百姓带去健康福祉。

执好一支笔,写好小科普

医疗是一个专门的领域,由于人体的复杂性,注定了疾病本身往往是非常复杂的。虽然自19世纪以来,医学随着科学技术的现代化而飞速发展,人类攻克了很多疾病,但仍有许多疾病严重威胁着人类健康及生活质量。

医防融合是一个老话题,但不应只定格在诊室,还要延伸到诊室外,让医学科普知识融入百姓的日常生活,成为百姓的家居"口袋书",对防病更能起到重要作用。

普通民众的医学知识毕竟有限,在生活水平日益提高的当下,健康无疑是最热门的话题之一,可很多民众的防病及治病方式存在诸多误区,有些方法甚至还有害无益。

得益于互联网传播和智慧医疗的日益发达，许多执业医师走上了科普道路，为民众普及健康常识，提高全民的健康素养。创作医学科普对大众健康有利，而对医者而言，也能丰富自己的知识，精细化自己的思维，在医学求知路上不断前进。"医万个为什么——全民大健康医学科普丛书"作为科普知识的大集锦，依托山东省研究型医院协会雄厚的专家团队，凝聚起了近千名专家和中青年医学骨干力量，掀起"执好一支笔，写好小科普"热潮，在新世纪的今天，可谓功不可没，意义深远。

编好一套书，护佑数代人

科普不仅能够预防疾病的发生，很多已经发生的疾病也能够通过科普获得更好的预后。从这个意义上说，医生做科普的意义绝不亚于治病。从落实健康中国战略，到向世界发出大健康领域的"中国之声"，在疾病防治上，我国医者贡献了不少中国智慧和中国方案。

"医万个为什么"脱胎于我们小时候耳熟能详的"十万个为什么"科普丛书，初读就觉得接地气、有人气。丛书聚焦的问题，也全部是与百姓息息相关的疾病疑难解答，全面、权威、可信、可靠。

尤让我耳目一新的是这套丛书创新性地采取了漫画插图以及音频植入的方式，相比单纯的文字阅读，用画图和语音的方式向读者介绍，会更直观。很多文字不易表达清楚的地方，看图、听音频会一目了然、一听而知，能切实助推健康科普知识较快为读者所掌握，不断提升大众对健康科普的认同感，相信丛书出版后，也会快速传播，成为百姓口口相传的"健康锦囊"。

凝聚一信念，擘画大健康

一头连着科普，一头连着百姓；一头连着健康，一头连着民生。

毫无疑问，"医万个为什么——全民大健康医学科普丛书"的编者们举山东之力，聚大医之智，以"善爱之心"成此巨著，已经走在了医学科普传播的最前沿，该丛书在当代医学科普领域堪称独树一帜之作。

我也殷切希望，医者同仁能怀赤子之心，笔耕不辍，医防融合，不断践行"让医学回归大众"的使命,向广大人民群众普及医学知识。期待本丛书成为护佑百姓健康的"金字招牌",为助力健康中国建设做出应有贡献。

最后,向山东省研究型医院协会及各位同仁取得的成绩表示钦佩,并致以热烈的祝贺。

中国工程院院士

2023 年 5 月

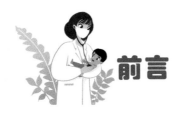 **前言**

人的生命是个奇迹。

一个细胞，通过短短10个月的孕育，就重演了人类4.5亿年进化的历史，成长为一个完整、独立的个体。当这个新生命呱呱坠地之时，便拥有了足够强大的能力去生存和发展。如果家长用心观察体会，那么在之后的每一天都会对这个新生命有新发现。

当一双稚嫩的小手紧紧握住家长的一个手指时，那种被依赖和被信任感，会让家长感受到自身无比强大，内心充满力量，会下定决心养育好这个上天送来的珍贵礼物。那家长应该如何助力孩子的健康成长呢？

新生儿期是人一生中变化最大、生长速度最快的特殊时期，有其自身的特点。无论是正常护理还是疾病治疗都与儿童和成人不同，更不能按成人的标准来判断处理。当今时代，信息大爆炸，有些新手父母，在网络上获取的信息越多，就越感觉困惑。我们在临床工作中，经常遇到焦虑不安的家长，他们的过度担心和不恰当的干预，反而会对孩子造成不良影响。因此，我们有了编写一本有关新生儿常见问题科普图书的想法，希望能帮助家长了解自己的孩子，理解孩子的生理现象，及时识别异常征象，使他们遇到问题能沉着冷静对待，做到不仅知其然，还能知其所以然，不断提升医学素养，科学育儿育己。

本书分为新手爸妈早知道、新生儿问题知多少、助力成长有妙招、预防接种很重要、安全用药要记牢、日常护理有诀窍六大板块，全面细致地介绍了整个新生儿时期的特点、常见问题处理原则及护理策略，力求语言通俗易懂，插图生动活泼，内容正确实用。

本书编者以山东第一医科大学第一附属医院的一线医务人员为主，还特别邀请了山东大学齐鲁医院、山东省妇幼保健院、济南市妇幼保健院、滨州医学院附属医院等医院的知名专家教授参与。他们根据新生儿学科发展情况，结合个人工作实践经验，参阅大量文献资料，最终精心编写成书。在此，我们要对各位专家学者的辛勤付出表示衷心的感谢！

　　由于编者水平能力有限，书中难免有疏漏之处，还望专家和读者不吝赐教。

2024 年 3 月

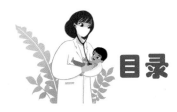

目录

新手爸妈早知道

养育孩子,你准备好了吗?

为什么提倡母乳喂养?

如何成功实现母乳喂养?

如何保持母乳喂养?

怎样看待这些喂养难题?

孩子为什么会吐奶?

你了解孩子的便便吗?

常见疾病辨分晓

安全用药需记牢

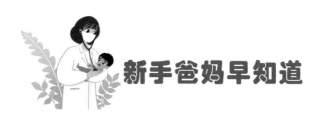

新手爸妈早知道

养育孩子,你准备好了吗?

是不是许多人经常感叹:"养儿方知父母恩,没想到养个孩子这么难!"或者,总是觉得其他夫妻轻轻松松就能养大儿女,而自己却常常被孩子搞得心力交瘁。

为了宝宝的到来,每个家庭可能都做了精心准备。从最初的备孕到之后的孕检,再到事无巨细地准备各种婴儿用品,但大家是否认真地思考过要如何养育孩子?

养育孩子的态度,决定着一个家庭的幸福指数。养育下一代其实是一个再自然不过的生理过程,所以在面对养育孩子的问题时,就需要以自然的心态去面对。

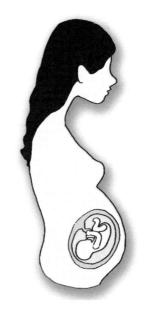

生命神奇而伟大,尽管人类基因组计划试图绘制出 30 亿个碱基对的基因图谱,但目前对生命的认知仍然只是冰山的一角。经过几亿年的生命进化,在母体内孕育十个月出生的宝宝,已经有了足够强大的能力去面对这个世界。

许多新手父母会惊奇地发现,孩子生下来就会吸吮、握持和拥抱,这就是生存的本能,生命的力量。所以,每个孩子都具有天赋,养孩子其实也没有那么难。孩子们本来就拥有很多能力,以及有无限的潜力,等待着爸爸妈妈去发现。

这个世界上没有两片完全相同的叶子,同样也没有完全相同的孩子,甚至双胞胎也各有特点,所以不要用一个标准去衡量不同的孩子。著名的母婴心理学家温尼科特说过,每个孩子都有自主的发展潜能,他们鲜活而独特,绝对不能一视同仁或被一成不变地对待。父母要相信孩子具有发展的潜能,从容地陪在孩子身边,欣赏孩子的成长,发现他带给你的乐趣,并且享受地回应着他们的需要。

父母自然的陪伴是养育中最不能缺少的爱,在顺应自然养育规律的过程中,让自己的身体和心理处于健康状态,用爱、平静、温暖的方式,陪伴在孩子身边,适时提供帮助。

父母在顺应性养育的基础上,还要强调回应性照护,特别是在孩子0～3岁的关键时期。父母在养育过程中,应通过关注观察孩子的动作、表情、声音来解读孩子的需求,并能对其发出的信号及时、恰当地做出回应。每位父母都要知道养育孩子并不是单方面的输出,不能一味按照自己的意愿去对待孩子。

父母要留心观察孩子的吃、喝、拉、撒、睡、玩等方方面面,读懂孩子饿了、困了、想让家长抱抱等信号。祝愿每一位家长都能轻松、有趣地带娃成长!

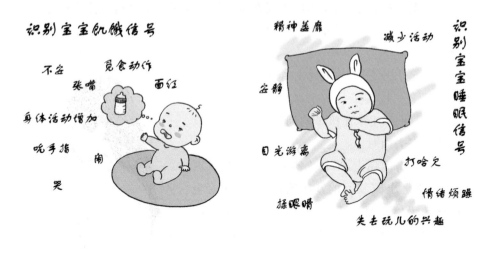

(徐海燕　李嘉惠)

为什么提倡母乳喂养?

1.母乳喂养对孩子有哪些益处?

首先,母乳能促进婴儿的生长发育,能够满足婴儿生长发育的营养素需求。这是因为母乳中含有乳清蛋白，易于婴儿消化吸收，是婴儿最理想的天然食品。同时，母乳又能促进婴儿胃肠道的发育，提高婴儿对母乳营养素的吸收和利用。

其次，母乳能促进婴儿早期智力发育，拥有更高的智商（IQ）。母乳中含有大量人体必需的营养素，如矿物质、维生素、胆固醇、必需脂肪酸等，有利于婴儿神经系统的发育。喂养过程中对婴儿的良性神经系统刺激，会形成反射弧，促进中枢神经系统发育，从而促进婴儿对外环境的认识及适应。此外，母乳喂养能全面促进婴儿嗅觉、味觉、温度觉、听觉、视觉、触觉的发育。

最后，母乳喂养还可提供生命最早期的免疫物质，促进免疫系统的发育。孩子出生后的前两年，自身免疫系统尚处于发育过程中，极易受到各种感染因素的侵袭。母乳，特别是初乳，含天然抗体、免疫活性细胞、酶类等物质，具有抗菌、抑菌、杀菌的功能，可增强孩子的免疫力，预防多种疾病，并减少肠道和呼吸道感染的机会。母乳中活性成分会随孩子不同时期的生长需求而改变，从而给予更全面的保护。

此外，母乳喂养还可以降低婴儿猝死（SIDS）的发生风险。

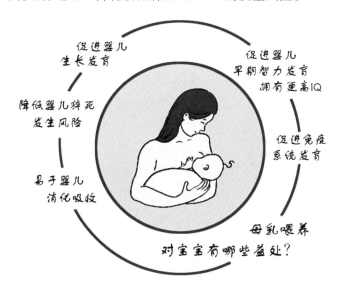

2.母乳喂养对母亲有哪些益处？

母乳喂养可以帮助子宫收缩，减少产后大量出血和贫血；有助于消减怀孕时增加的体重，恢复苗条的身材；还可以降低患乳腺癌和卵巢癌的风险。除此之外，亲密的身体接触，可以加强妈妈和宝宝之间的感情联系，增加妈妈的幸福感。妈妈可以随时喂养，减少奶粉使用，省时、省钱又方便。因此，母乳是妈妈给宝宝的一份珍贵礼物，值得每个家庭珍惜！

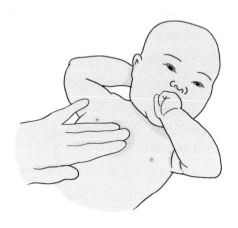

3.母乳是妈妈的血吗？

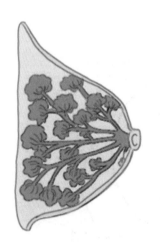

这个答案是否定的，母乳不是妈妈的血，但是母乳和血液有一定关系。

血液是在心脏和血管腔内流动的一种液体，属于结缔组织，由血浆和血细胞组成，通过身体各部位血管进行循环，因血液中含红细胞所以呈现红色。而母乳是通过乳腺细胞分泌后产出的乳汁，为淡黄色或白色液体，不属于血液。虽然母乳不是妈妈的血，但母乳中所含的营养元素均由血液供给，再通过腺体转化后形成乳汁。

4.母乳是直接由食物变成的吗？

母乳是宝宝的天然食品。新手妈妈在给宝宝喂奶期间，总是不敢轻易吃东西。例如，即使在炎热的夏天，哺乳期的妈妈也不敢吃凉的东西，因为家中的长辈总是说："妈妈吃凉的，孩子就会胃寒、拉肚子。"结果，很多新手妈妈会发现不能吃的食物有一大堆，吃这个会回奶，吃那个会对孩子不利。这让很多新手妈妈觉得自己的乳房就像一个"漏斗"一样，吃进去的东西，会直接从乳房里流出来,被孩子吃进肚子里。

实际上,乳汁的生产是非常精密的,吃进去的食物,首先要被身体消化,之后在小肠吸收,然后输送到身体的各个部位,其中也包括正在积极产奶的乳腺组织。这时候,妈妈们吃进去的食物,早已不是食物本身了,而是被分解成各种各样的营养成分,如葡萄糖、氨基酸、甘油、脂肪酸等。这些食物的营养成分经血液输送到乳腺以后,乳腺细胞也不是"照单全收"的。乳腺细胞的细胞膜是磷脂双分子层结构,物质要进到细胞里,可不是那么容易的,它们要经过各种调控机制,最后被有选择地吸收和分泌。因此,乳房绝不是一个简单的"漏斗"!

乳腺细胞会筛选所需要的成分,为孩子量身定制他所需要的营养。例如,夏天的乳汁里水分会更多,冬天的乳汁里脂肪会更多,生病的时候免疫物质会更多。

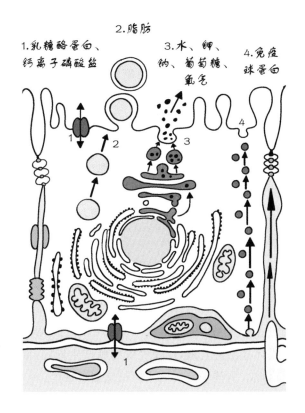

5.母乳中的营养元素是如何从母体转化而来的?

母乳含有丰富的糖、蛋白质、脂肪、免疫物质及各种酶类、维生素和无机盐。

其中,母乳中的糖主要是乳糖,来自母体血液循环中的葡萄糖,在乳腺经过乳腺细胞时转化成为乳糖,有利于婴幼儿的吸收。

母乳中的蛋白质来自母体血液中的氨基酸,在母体乳腺中经过乳腺细胞的合成,转化成小分子的蛋白质供给孩子。它还包含了非常丰富的生长因子。婴儿出生以后,肠道还在发育中,研究发现生长因子的功能非常丰富,不仅可以帮助小肠绒毛的增长,还会调控它,限制它过度地增生,以及能增加接触食物和吸收的表面积。

母乳中的小分子脂肪颗粒,来自母亲血液中的脂肪酸、胆固醇、磷脂。它们被运到母体的乳房中经过乳腺细胞的转化以及合成,最终成为脂肪。

哺乳期妈妈血液里的白细胞和抗体,如分泌型免疫球蛋白(sIgA),会通过细胞和细胞之间的旁路进入乳房中,所以初乳中免疫成分的浓度会比之后更高。在妈妈或孩子生病的时候,乳汁中免疫细胞的浓度也会增加。有研究发现,在孩子感冒的时候,妈妈身体里的免疫细胞占总细胞的含量,会从0.08%上升到1.04%;而妈妈感冒的时候,免疫细胞占总细胞的含量会从0.45%上升到28.8%。也就是说,它的浓度会根据孩子的需求而发生变化。

母乳中的维生素和无机盐,还有抗体等其他小分子物质,都是来自母亲的血液,经过乳腺细胞过滤、吸收、储存在乳腺细胞。

此外,母乳之中还有孩子消化所需要的各种酶,如蛋白酶、脂肪酶、溶菌酶。

6.母乳是怎样分泌的?

母乳的形成有两个过程,一个是泌乳,另外一个是排乳,都受神经内分泌功能的调节。母乳产生的过程是,母体怀孕以后,体内的雌孕激素发生变化,使乳房腺泡、乳腺细胞进一步发育,从而出现大量脂肪细胞沉积,为产后泌乳做准备;母体生产后脑垂体分泌泌乳素,促使乳腺细胞产生母乳,催产素使聚集在乳腺管中的母乳进行排放,当孩子吸吮乳头时母乳即可排出。

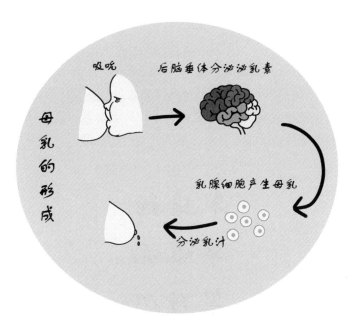

（李帅）

如何成功实现母乳喂养?

　　十月怀胎,一朝分娩。母乳是妈妈送给每个宝宝最珍贵的礼物,而且唯有妈妈能够提供,并且是为宝宝"量身定制"的。母乳有诸多好处,大多数妈妈也懂得其中的道理,那为什么还是有很多妈妈不能实现母乳喂养呢? 新手妈妈们到底应该如何做准备呢?

　　世界卫生组织和联合国儿童基金会建议:婴儿应于出生后1小时内开始母乳喂养,在此之前不应该喂任何食物或饮料;婴儿在 6 个月内应纯母乳喂养,6个月后及时添加辅食,在添加辅食的基础上继续母乳喂养到2 岁。

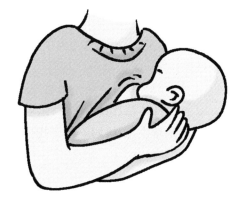

1.怎样顺利开始母乳喂养？

"三早"是关键，"三早"即早接触、早吸吮、早开奶。新生儿一生下来就具备了吸吮能力，顺产的妈妈宜产后1小时内与婴儿进行皮肤接触，让其吮吮乳头。孩子一般也会主动寻找乳头，直到顺利含上。早吸吮是母乳成功喂养的关键。婴儿的吸吮和乳汁的及时排空是对分泌乳汁最好的刺激。

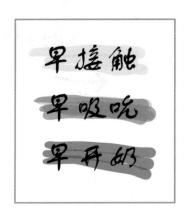

2.有哪些正确的哺乳姿势？

正确的哺乳姿势，可以让妈妈喂得舒服，而正确的含接姿势，可以让孩子吃得舒服，这些都可以帮助母乳喂养顺利地进行下去。

母乳喂养的姿势主要有摇篮式、橄榄球式、交叉式、卧位式四种。妈妈们要根据情况选择适合自己的方式，这样才能既满足孩子的需求，又能更好地得到休息。不当的哺乳姿势和含接乳头的方式会导致孩子无法摄入足够的母乳，并引起乳头疼痛或出血，甚至会损伤乳房。不过，这些都需要孩子和妈妈在不断的磨合中探索出最佳方法，让母乳喂养更轻松。

妈妈在喂养时要注意以下几点：

◇ 让孩子的头和身体呈一条直线。

◇ 让孩子身体贴近自己的身体，脸贴近乳房，鼻子对着乳头。

◇ 如果是新生儿，妈妈不仅要托住其头部，还要托住臀部。

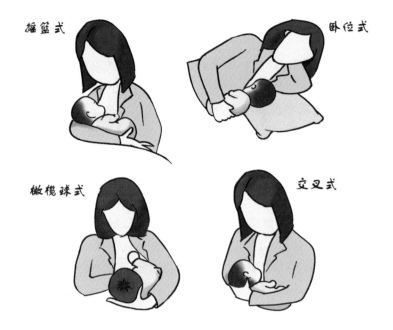

3.如何正确地托起乳房?

妈妈要用手呈"C"字形托起同侧乳房,食指支撑乳房基部,靠在乳房下的胸壁上,大拇指放在乳房的上方。

4.什么是正确的含接姿势?

◇ 孩子的嘴巴张得要足够大,且下唇外翻。

◇ 孩子的舌头呈勺状环绕乳晕,面颊鼓起呈圆形。

◇ 一般,孩子的口腔上方会有更多乳晕,并进行慢而深地吸吮,突然暂停时,妈妈能看到或听到孩子的吞咽。

（杨德娟）

如何保持母乳喂养?

要想成功实现持续性的母乳喂养,方方面面都需要做好,下面的问题就是新手父母们需要注意的。

1.怎样保持乳房健康?

保持乳房(特别是乳头)卫生,防止乳房挤压、损伤,对有效提高泌乳质量极其重要。妈妈们在产后应经常用温水清洗,切忌使用肥皂、酒精、洗涤剂等,以免造成乳头干燥;应该穿软布料衣衫,不宜穿化纤、粗糙的衣服,谨防对乳头的不良刺激。对于乳汁分泌不足或乳房胀痛不适者,可轻轻按摩,以促进乳房血液循环和乳汁分泌。一旦出现乳头感染,应及时采取积极措施,防止乳腺炎的发生。

2.哺乳期的饮食需要注意什么?

哺乳期的妈妈应摄入健康、均衡的膳食,包含乳制品、肉类、鱼类及其他富含维生素与矿物质的食物,也建议每日摄入多种维生素或矿物质补充剂。整体饮食原则应该是饮食多样化、数量足够、食材优质,还要注意回避一些不健康的食物。例如,新手妈妈不要为了下奶喝太多油腻的肉汤,否则容易造成乳腺堵塞,也不利于产后身材恢复。大家要遵医嘱补充适量维生素 D、钙剂、铁剂,避免哺乳期造成体内的钙流失严重和缺铁性贫血。

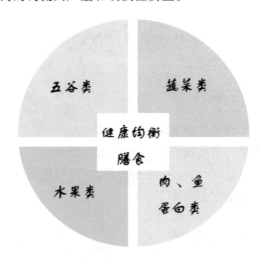

3.每日应哺乳多少次? 每次哺乳应进行多长时间?

母乳喂养的次数是不定的,一般为每日 8～12 次。任何时候只要孩子想吃,就可以喂母乳,这叫"按需喂养"。而且,孩子出生后频繁、非限制性地吸吮,有助于妈妈更快地"下奶",吸吮得越勤,乳汁分泌得就越旺盛。另外,妈妈频繁给孩子喂奶也有助于预防乳房肿胀和随之出现的问题。

那么一次要喂多久呢？如果是泌乳高峰期，两侧乳房哺乳时间为 20～30 分钟。夜间 1～4 点是泌乳素分泌高峰期，这时候更应该进行母乳喂养，有利于母乳的分泌。

4.哪些情况下不宜母乳喂养？

虽然母乳喂养好处多多，但有些情况下不能强求。例如，孩子患有典型的半乳糖血症；或母亲有特殊的疾病，如严重的心脏病、心功能不全Ⅲ～Ⅳ级，严重的肾脏、肝脏疾病，严重的精神病，有反复发作的癫痫类疾病，以及吸毒且未戒毒者不宜哺乳。母亲若患有某些传染性疾病，如艾滋病、传染性肺结核活动期，也不建议母乳喂养。

5.如何判断孩子饿了？

孩子会通过他的举动向家长传达饿的信息，大家捕捉到了吗？其具体如下：

◇ 孩子肚子饿了会出现哭闹的情况，而且是声音洪亮的哭声，在哭闹之前会扭动身体，并且会越来越烦躁。

◇ 孩子的嘴会做出吸吮的动作，如咂嘴或者吸吮手指，家长用指头碰触孩子的嘴唇，会引发一个快速觅食的动作。

◇ 月龄稍大点的孩子，当看到妈妈来到身边，或者看见家长拿着奶瓶时，会表现出高兴的表情和动作。

◇ 当宝宝吃到奶时表现出急迫的样子，大口地吸吮奶汁，吃得非常认真，很难被周围的动静打扰。

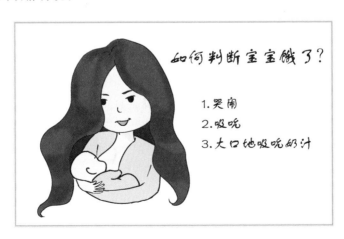

6.如何判断孩子吃饱了?

无论是采用哪种方式对孩子进行喂养,都可根据以下几点来判断孩子是否吃饱了:

◇ **精神状态**:孩子吃饱了以后,表情会很满足,并很安静、不哭闹、精神好、睡得香。

◇ **吃奶的表现**:孩子吃饱了以后,吃奶的力道就会明显开始变小,且频率变慢,可能会边吃边玩、东张西望,甚至用舌头把乳头抵出来,若妈妈把乳头再放进去还会被孩子抵出来。

◇ **大小便**:注意观察孩子吃奶以后大小便的情况。随着妈妈乳汁的增多,孩子的尿量也会明显增多,出生一周后,一天内会用至少6片中等重量的尿不湿。另外,母乳喂养的孩子大便差异很大。孩子出生后的一两天,排出的是黑色或者墨绿色膏状的胎便;第三天开始,每天的排便次数将会增加到2～3次,颜色慢慢过渡到金黄色。

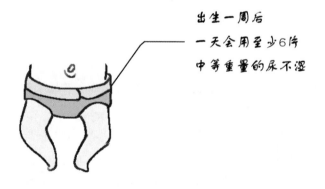

出生一周后
一天会用至少6片
中等重量的尿不湿

7.孩子出生后体重如何变化?

孩子出生后前几天会有生理性体重下降的情况,但不超过10%,等生后7～10天再逐渐恢复到出生时的体重。喂养得好的孩子体重增长会有规律,正常体重增长为每天30～50克,每周增重200克左右。一般在满月时,男婴可以增重约800克,女婴可增重约700克。孩子在满三月时体重达出生时的两倍。

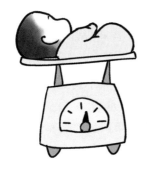

满月时
男婴可增重约800克
女婴可增重约700克

8.怎样知道孩子吃到了母乳？

母乳喂养的孩子一次吃了多少，只能凭妈妈的感觉来猜测：

◇ 感觉一：胀感缓解，乳房硬块消失。

原本很胀的乳房，在孩子吸吮以后，感觉轻松了很多，这可以作为评估的依据，但也要因人而异。因为每个人的乳房大小不一样，对"胀奶"的感受也不一样。

◇ 感觉二：听到吸吮吞咽声音。

观察孩子在吃母乳的时候吸吮是否有节奏，能否听到吞咽乳汁的声音。如果妈妈听到孩子发出"咕咚咕咚"的声音，那肯定是吃到乳汁了。

9.婴儿是否需要喝水？

原则上来说，六个月内纯母乳喂养的婴儿不需要再额外喝水了，因为母乳含有婴儿所需的所有水分和营养。在这个月龄段的婴儿喝太多水可能会带来一些潜在的危险，以及加重肾脏的负担。

前六个月

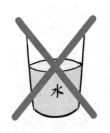

但如果是天气特别热、屋内干燥、婴儿出汗多有明显缺水的情况，则母乳喂养的婴儿可以多喂些母乳，奶粉喂养的婴儿则可以适当在两餐间补充些水分，但不要喂太多。如果婴儿生病，出现发热的时候，水分丢失会比较严重，为了防止婴儿出现脱水的情况，家长们可以给孩子多补充水分。

（杨德娟）

怎样看待这些喂养难题?

虽然母乳喂养的概念已经深入人心,但很多新手妈妈在坚持母乳喂养的同时,却也经历着各种问题,如胸小会不会奶水不足,乳头扁平适不适合喂奶等诸多问题。下面就来探究一下这些问题,缓解新手妈妈的喂养焦虑!

1.胸小的妈妈会奶量不足吗?

泌乳量主要取决于孩子吸吮的时间与频率,而不是母亲的泌乳能力。产奶量和乳房大小没关系,乳腺组织决定泌乳,乳房大不等于乳腺组织多。因此,泌乳多少并非单纯取决于乳房大小。只不过,乳房小的妈妈喂奶会更频繁。

2.乳头凹陷或扁平的女性也能哺乳吗?

乳头形状不影响哺乳,虽然孩子容易含住凸出的乳头,但这并非必要条件。只要妈妈哺乳姿势正确、方法得当,不管什么形状的乳头都可以完美地哺乳。妈妈可以通过手法塑形把乳晕揉捏软,这样孩子含接就比较方便。孩子大部分是可以适应妈妈乳头的形状的。乳头凹陷较为严重的妈妈,也可以于产后哺乳时在专业人员的指导下使用乳贴等辅助工具来协助哺乳。

3.乳房不胀就是没奶吗?

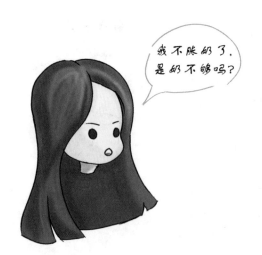

很多新手妈妈担心,为什么前一阵乳房胀,现在没有胀的感觉了,是不是没奶了?这其实是因为随着喂奶时间的延长,妈妈和孩子做出了较好的磨合,所以几乎就不会胀奶,但是乳汁还是很充足的。因此,大家要做到顺应喂养,不要一不胀奶就着急,其实这反而说明可能是已经达到"供需平衡"了。

4.乳汁太稀就是没有营养吗?

乳汁是分为前奶和后奶的,前奶富含糖类、蛋白质及免疫活性物质,后奶脂肪含量高,因此前奶比较清,后奶比较浓稠。很多人觉得乳汁清稀,那是没有看到后奶的缘故。不过,如果妈妈们觉得自己后奶也比较清,可以适当补充一些肉、蛋、奶类食物,增加乳汁中蛋白质和脂肪的含量。

5.乳头流血时还能哺乳吗?

乳头流血说起来很吓人,但要找对原因。有时乳头流血明显源于内部,称为锈管综合征,常见于初次妊娠,是由于孕期乳管快速扩张导致的毛细血管出血,通常不会出现明显疼痛,常发生在产后几天,之后就会自行停止,这时妈妈们不应停喂母乳。若流血不能很快停止,妈妈们就需要进一步查找原因,比如是否是乳头皲裂、使用负压过大的吸奶器、患有乳房疾病等,就不仅仅是考虑停止母乳喂养方面的问题。

6.哺乳会让乳房下垂吗?

这种观点是没有科学依据的。哺乳后乳房是否下垂与哺乳前乳房的情况有关,只要产后加强乳房护理,母乳喂养是不会引起明显乳房下垂的。

7.要对母乳喂养充满信心!

以上种种都不影响哺乳,妈妈们应该尽早做好母乳喂养的心理准备,增强信心,坚信自己可以做到母乳喂养。家人的支持,尤其是爸爸们的支持也相当重要。研究显示,母孕期父亲学习母乳相关知识可提高母乳喂养率,因此家庭的关爱及支持也是成功母乳喂养的坚强后盾。

(杨德娟)

孩子为什么会吐奶?

有些孩子吃奶后会突然吐奶,常常让父母担忧不已,新手爸妈经常不知道孩子为什么会发生吐奶,不知道需不需要带孩子去医院,下面就让大家了解一下关于吐奶的问题!

1.什么是吐奶?

吐奶是新生儿的常见现象,可由喂养不当所致或各种疾病引起。

孩子吐奶时会有明显的呕吐动作,有些孩子有恶心、张口伸脖、痛苦的表情,吐出的奶量可能会大于喂进量,并伴有酸臭味,或有颜色的异常。有时孩子甚至会从鼻子、口腔内大口喷奶,或是吐出的奶凝固成类似豆渣的奶瓣,这是奶与胃酸起作用的结果。

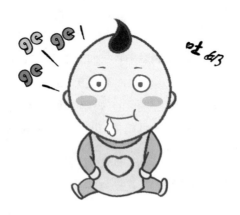

2.什么是溢奶?

溢奶是生理现象,也称"生理性吐奶",由于孩子食管下段的括约肌比较松弛,所以无恶心感,奶液会自然从口中溢出,量较少,颜色也无变化。出生1个月内的大部分婴儿均有轻微溢奶现象,等食管括约肌逐渐发育成熟后,在3个月后会逐渐好转,常于出生后6个月左右消失。

3.孩子为什么会吐奶?

这是因为孩子的胃发育还不完善,人的胃有两个开口,上端是贲门,与食管连接,下端是幽门,与十二指肠连接。与成人相比,孩子的贲门较松弛,而幽门关闭较紧,同时孩子的胃是水平状的,不像成人的胃是竖起来的,再加上胃容量小,所以容易发生吐奶或溢奶的情况。

此外,喂乳次数过于频繁、喂乳量过多、配方变化或浓度不当、吃奶过急过快、奶液温度过高或过低、咽下过多空气等情况都有可能导致孩子吐奶。

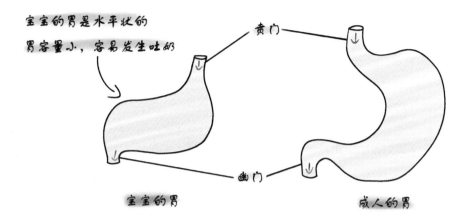

宝宝的胃是水平状的
胃容量小，容易发生吐奶

贲门

幽门

宝宝的胃　　　　　　　成人的胃

4.哪些情况需要及时就医?

大多情况下，孩子吐奶或溢奶都是正常的，只要孩子无发热情况、体重增长正常、精神状态良好，就不必太过担忧。但如果孩子吐奶严重及呕吐的不是奶汁，或同时有体重增长缓慢、精神不振等其他异常，那就是病理性的吐奶了，应及时到医院诊治。另外，较大月龄孩子的呕吐可能与感染、胃肠道疾病等有关。

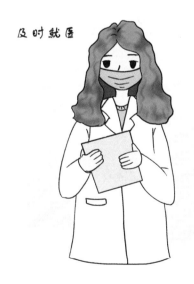

及时就医

5.怎样判断孩子是否为病理性呕吐?

◇ 观察孩子呕吐物的颜色,如果呕吐物为黄色、黄绿色、绿色甚至为粪便,需要立即到专业医院就诊。这样的呕吐极有可能是由肠梗阻引起的,以先天性肠道发育畸形多见,如肠旋转不良、肠狭窄、肠闭锁、先天性巨结肠等,可在生后数天就表现出来。另外,肠套叠、阑尾炎、嵌顿疝等也可出现上述情况,需要及时就医干预,绝大部分需要外科治疗。若呕吐物为血性,说明孩子发生了消化道出血,这时需要立即就医查找原因。不过,也不能排除有的孩子咽下了妈妈破损乳头的血从而导致出现呕血。所以,家长一定要细心观察孩子呕血时妈妈乳头是否有破损出血,如果有,且孩子其他方面的情况都很好,那家长就不用紧张,暂且不需去医院就诊,居家观察即可。

◇ 观察呕吐物量。若孩子呕吐突然发生、呕吐物量大、呕吐频繁,呕吐物为奶样、乳酪样、具酸腐味,几乎每次进乳后均可发生呕吐,则主要见于胃扭转、先天性肥厚性幽门梗阻等疾病。另外,在颅内压增高性疾病时,孩子可呕吐大量含胆汁样液体。若有上述情况,一旦发现,需要立即就医。

◇ 观察呕吐后孩子的精神状态及伴随症状。若呕吐时孩子伴有发热、腹胀、腹泻、血便、进乳减少、精神不佳、哭闹不安、尿量减少、体重不增等情况,则可能出现了急性胃肠道感染,如病毒感染或者细菌感染,均需到医院就诊查找呕吐原因,给予对因治疗。

6.如何预防孩子吐奶或溢奶?

对于小婴儿来说,想要完全预防生理性吐奶或溢奶不太现实,如前文所述小婴儿吐奶是由特殊的生理结构决定的,随着年龄的增长会逐步改善。但家长可以借助一些常用方法,来减少孩子吐奶或溢奶的频率:

◇ 哺喂姿势要正确:给孩子喂奶时孩子头部要稍微抬高,让孩子的身体处于45度左右的倾斜状态,这样胃里奶液自然流入小肠,可减少吐奶的机会。孩子在吸奶时,嘴要完全含住乳头及大部分乳晕,不要仅仅只含住乳头,以免吸进大量的空气造成溢奶。人工喂养的孩子在使用奶瓶时,奶瓶里的奶水应充满整个奶嘴,以免其吸进大量的空气造成溢奶。

◇ 喂奶后要拍嗝:孩子由于胃部生理构造的特点,喝完奶后胃下部是奶,上部是空气,会造成胃部压力,很容易吐奶。所以,每次喂奶后,要给孩子拍一拍。家长可以将孩子竖抱,并用空心掌拍其后背,这样就可以拍打出"嗝"来。有时候无论怎样拍嗝,孩子还是没有打出嗝来,这时也不要担心,先竖抱一会儿,再让孩子侧躺,最后再平躺。

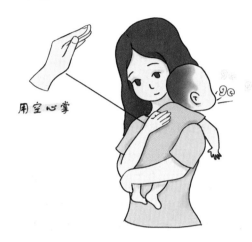

◇ 将孩子侧卧一会儿:吃奶后先让孩子头高脚低,右侧卧位一段时间,这个时候妈妈一定要守在身边,以免孩子窒息,然后再平躺。

◇ 避免过度喂养:家长注意按需喂养,喂奶量不宜过多,频率不宜过高。家长不要强迫孩子喝奶,这样会给孩子的胃增加负担,加重吐奶的情况。

(杨德娟)

你了解孩子的便便吗?

便便是孩子健康的"晴雨表",便便稍有变化,新手爸妈就会变得揪心不已。孩子大便的形状、颜色、气味及一天大便的次数,都反映了孩子的饮食、消化及吸收状况,可以据此来判断孩子是否有腹泻或便秘。下面大家一起来了解一下关于孩子便便的相关问题吧!

1.宝宝大便颜色、性状和气味通常是怎么样的?

◇ 新生儿的胎便通常是黏稠的,呈墨绿色,一般没有臭味,可见于出生的 3 天内。

◇ 母乳喂养的孩子,大便的颜色多呈金黄色,且质软、均匀,为细糊状,可以有少量细颗粒奶块,发酸臭味,并且量多、较臭,每天会排便 3～6 次,满月后略减少,可能为每天1~2次。还要注意,如果母乳喂养的孩子精神好、吃奶和体重增长都正常,那么哪怕每天排便11~12次也不属于腹泻现象。

◇ 配方奶喂养的孩子,大便呈浅黄色,且较干、量较多、颗粒较多且较大、臭味重,排便次数相对母乳喂养的孩子要少一些,每天1~2次,有时易发生便秘。

◇ 混合喂养的孩子粪便黄软。

◇ 添加辅食后的孩子,如添加了谷物、蛋类、肉类、蔬菜水果类的辅食后,排便次数就向成人粪便靠拢了,每天1~2次。普通饮食的孩子,其新鲜粪便通常呈棕黄色,每日1次或隔日1次,且大便成形。

新生儿　　母乳喂养　　配方奶喂养　　混合喂养　　吃辅食

2.如何从形状上分辨宝宝大便是否正常?

孩子便便的形状可被分为7形(布里斯托大便分形法)。不太会区分的家长,可用下图作为参考:

◇ 1形、2形的大便看起来比较干,很硬,属于便秘。

◇ 孩子最理想的大便是3形和4形,为成形的软便。

◇ 若孩子在新生儿期到半岁内一直排5形、6形的大便,次数规律,体重也增长正常,那也为正常。孩子排便若从3形、4形突然变为5形、6形,可能就是消化异常了,需要家长多加关注。

◇ 大便不成形到第7形则是水样大便,就是常说的腹泻了。

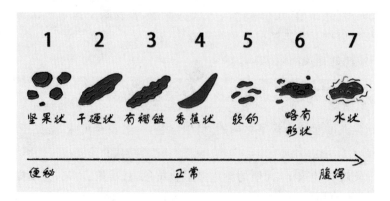

3.如何从便便颜色上判断孩子是不是生病了?

◇ 绿色(墨绿)便:胆汁是绿色的,经过肠道时与肠道细菌发生化学反应而变成黄色。小月龄孩子由于肠道短,其内细菌少,胆汁没等转化好就排出体外,因此2个月以内的孩子有绿色或者黄绿色大便都是生理现象。另外,以下情况也可以有绿色便便:

■ 孩子没吃饱或受凉时肠道蠕动快,胆绿素染过之后,胆红素还没来得及给便便上色,就已经排出来了。

■ 母乳的前奶含大量的乳糖,过度喂养时,孩子摄入的乳糖量超过了肠道消化能力,太多糖分走到直肠发酵,形成绿便、稀便。

■ 孩子初吃菜泥时,大便中也常排出少量的绿色菜泥。

◇ 泡沫便:便便上有泡沫,多是因为孩子的糖代谢不完全,如乳糖不耐受。也可能是过早添加谷类食物,导致食物中淀粉或糖分过多,使肠腔中食物增加发酵,产生的大便呈深棕色水样便,并带有泡沫。

◇ 食物残渣便:多半是便便中有未消化的食物残渣,如叶子菜、玉米或者胡萝卜,多为消化不良导致。

◇ 奶瓣便:便便上有白色类似固体奶的物质是未消化的蛋白质或脂肪。奶瓣便便较为常见,一般随着宝宝的成长会逐渐消失。

◇ 油性便:便便色泽像油一样发亮,大便排出后落于便盆中不易滑落,缓慢下滑,粪便呈淡黄色。这表示食物中脂肪过多,多见于人工喂养的婴儿。

◇ 黏液或脓血便:一般出现于夏天以及天气炎热的时候,可能是细菌感染导致,如伴有呕吐、腹痛、发热等,应及时就医。

◇ 豆腐渣样便:便便稀,呈黄绿色且带有黏液,有时呈豆腐渣样,这可能提示孩子患有霉菌性肠炎,患此症的同时还会患有鹅口疮。如孩子有上述症状,需到医院就诊。

◇ 蛋花汤样便:便便味道通常会发酸,有淡黄色细条,像鸡蛋汤一样。这是病毒性肠炎的表现,如轮状病毒,需及时就医。

◇ 红色便或黑色便便(血便):血便的表现形式多种多样,情况复杂,通常大便呈红色或黑褐色,或者夹带有血块、血性黏膜等:

■ 首先判断是否因给孩子服用过铁剂或大量含铁的食物所致,如动物肝脏、血,或食用西红柿或红心火龙果等食物所引起的假性便血。

■ 如果没有服用上述食物,再看看便便状态:便便带血可能是母乳喂养期间,妈妈的乳头破溃,孩子吞咽了破溃处的血,导致便便带有少许粉色或红色物质。

■ 如便便变稀,含较多黏液或混有血液,且排便时孩子哭闹不安,应该考虑细菌性痢疾或其他病原菌引起的感染性腹泻。

■ 如便便呈赤豆汤样,颜色为暗红色并伴有恶臭,可能为出血性坏死性肠炎;如便便呈果酱色可能为肠套叠;如便便呈柏油样黑,可能是上消化道出血;如是鲜红色血便,大多表明血液来源于直肠或肛门。

■ 总之,如果是血便,父母就不能忽视,应立即到医院诊治。

◇ 灰白色便:多半是肝胆系统的问题,孩子的胆道堵塞,胆汁出不来,就会让本该染黄的大便失去颜色感,即白陶土色大便。如果大便出现灰白色,一定要尽快去医院。

下面的前5种便便可认为是正常便便,父母可根据情况调整喂养方式;后面5种便便是不正常的,一定要及时就医,以免耽误病情。

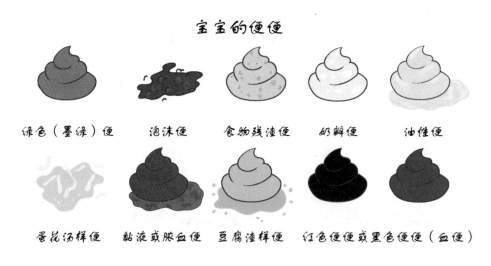

宝宝的便便

| 绿色(墨绿)便 | 泡沫便 | 食物残渣便 | 奶瓣便 | 油佳便 |

| 蛋花汤样便 | 黏液或脓血便 | 豆腐渣样便 | 红色便便或黑色便便(血便) |

(杨德娟)

攒肚和便秘有什么区别?

1.攒肚和便秘的区别是什么?

攒肚是一种通俗的说法,是指孩子随着月龄增大,胃肠道的消化、吸收能力变强了,所以吃过奶后,食物残渣相对就少了,需要"攒"几天才够一次的便量。孩子虽排便间隔变长,但排便时无痛苦表现,排出的大便不干,是正常的黄色软便、无硬结,能正常进食,精神愉悦。出生 3~6 周后,有些吃母乳的孩子甚至一周才大便一次,这也是正常的,因为母乳在孩子的消化系统里留下的固体残渣很少。不必太担心,随着孩子辅食量的增加,攒肚的情况也就慢慢消失了。

便秘是大便干结、排便困难,有的孩子便秘时会经常哭闹,进食不佳。便秘通常出现在配方奶喂养的孩子身上,或出现在添加辅食后,大多是饮食结构不合理导致的。

2.孩子便秘了该怎么办?

◇ 饮食调节:要让孩子多喝水。如果孩子已经添加辅食了,还可以让其吃些富含膳食纤维的食物,如红薯、土豆等薯类,南瓜、竹笋、绿叶菜等蔬菜,海带等藻类,木耳等菌类,以及苹果、梨等新鲜水果。同时,不要给孩子过多高蛋白食物。

◇ 腹部按摩:可以促进孩子的胃肠蠕动,对排便也大有裨益,家长可以每天清晨起床之前给孩子顺时针揉揉肚子。

◇ 促进肠道蠕动:鼓励孩子多爬、多动增加运动量。

◇ 养成规律的排便习惯:一般在一岁半以后,孩子就能灵活地坐、站、行走、蹲、起了,也能听懂指示,家长此时就可以对孩子进行排便训练了。

◇ 药物治疗:

■ 益生菌:益生菌可以合成各种维生素、参与食物消化、促进肠道蠕动、增加粪便湿润度,达到缓解便秘的目的。

■ 乳果糖:乳果糖被吃掉后,几乎不被人体吸收,又能让粪便软化容易排出。用乳果糖治疗便秘不会产生依赖性,所以,家长可以放心使用。

■ 开塞露:开塞露属于刺激型泻药,它可润滑肠道并且刺激肠道进行排便反射,短期使用相对安全,但长期使用很可能会使孩子产生依赖性,形成没有强烈刺激就不肯排

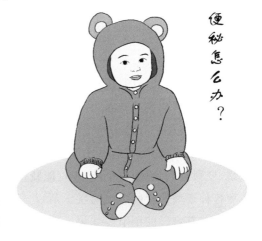

便秘怎么办?

便的习惯。因此,不到万不得已,家长不要随便给宝宝使用开塞露。

如果做到这些,孩子便秘症状还是没有改善,那就要引起家长的重视了。及时就医是很好的选择,千万不能盲目自行用药,待医生明确病因后对症治疗,以免贻误病情。

（杨德娟）

你了解婴儿的睡眠规律吗?

1.婴儿的睡眠有什么规律?

婴儿的睡眠问题是许多家长特别难于面对而又不得不面对的问题,也是困扰新手爸妈最重要的问题之一。其根本原因是很多爸妈不了解婴儿的睡眠规律,把婴儿的正常睡眠当作了不正常的问题。

那么,婴儿睡眠有什么规律呢?

（1）睡得浅,容易醒

婴儿的睡眠状态与成人不同。医学上将睡眠状态分为非快速眼动期和快速眼动期。睡眠先从非快速眼动期开始,入睡约 90 分钟,进入快速眼动期,约持续半小时,此后再回到非快速眼动期,如此交替出现。

非快速眼动期又分为Ⅰ、Ⅱ、Ⅲ、Ⅳ期,其中Ⅰ、Ⅱ期为浅睡眠,Ⅲ、Ⅳ期为深睡眠。新生儿以浅睡眠为主。另外,婴儿的活跃睡眠阶段即快速动眼期也比成人的长得多,成人只有 20％时间处于快速动眼期睡眠状态。而一个刚出生的新生儿,睡眠时间的 50％都处于活跃睡眠状态,随着年龄逐渐增长,快速动眼期睡眠的比例慢慢减少。有一项研究显示,新生儿活跃睡眠期通常集中在白天和后半夜快天亮的时候。所以,有些妈妈反映孩子晨奶要从凌晨 5 点一直吃到 7 点,除了肚子饿的原因,也是因为这段时间孩子都处于活跃睡眠状态,孩子会通过吃奶去确认妈妈的存在。

（2）睡眠长短有很大的个体差异

婴儿的一觉儿,可能是十几分钟,也可能是几个小时。尤其是婴儿白天的睡眠,变数很大,可能打个盹,也可能睡个长觉,这和婴儿本身的睡眠特点有关,也和各种环境因素的影响有关。所以,家长没有必要太焦虑某次的睡觉时间,孩子自然有自己的调节。如果一个婴儿一直是睡短觉的,但是他生长发育好,精神状态也好,家长也没有必要太焦虑而去强迫婴儿睡长觉,这样只会增加自己的烦恼。

2.如何判断婴儿的睡眠是否充足?

判断婴儿睡眠是否充足,通常要从生长发育和精神状态两个方面来看。若孩子的生长曲线正常,精神状态良好,一般不用担心睡不够。

当然除了睡眠时长以外,还要注意睡眠质量。有经验的父母在照看自己孩子的过程中,会很快摸清规律,本能地判断出孩子在什么时候需要睡觉,睡多长时间,是否睡够了、睡好了。

（徐海燕）

孩子出生后适合跟着谁睡?

首先请站在孩子的角度换位思考一下:原本是在子宫里和妈妈 24 小时在一起,无时无刻、无微不至地被百般呵护、温柔以待。出生之后,来到陌生的环境,一个跟子宫完全不一样的地方,该是多么无助与担心啊!刚出生的小婴儿如果躺在妈妈的怀抱里,会是放松的,无论是他的手、头,还是脚,触手可及之处都是熟悉的妈妈的身体。但是如果他单独躺在婴儿床上,他的手脚动一动时,只有空落落的小床,那是一种多么无助的感觉。对小婴儿来说,他想要待在妈妈怀里,始终跟妈妈在一起,那里才是最安全的地方,即使是在睡着的时候。

父母可以选择和孩子睡在一起,或者是让孩子单独睡婴儿床、婴儿房。但父母做出的选择,会影响孩子的心理成长。跟谁睡,并不是问题的本身。我们需要思考的是,对孩子来说,怎样可以更好地建立安全感,怎样可以更好地建立信任感,这将影响孩子的一生。

1.为什么母婴分床睡眠会干扰母乳喂养?

国际哺乳医师学会指出,夜间与孩子同睡的妈妈母乳喂养的持续期是分床睡妈妈的 3 倍。所以,国际哺乳医师学会建议,鉴于母乳喂养是给婴儿最好形式的营养,所以任何阻碍母乳喂养的建议都必须要被仔细斟酌。

一个母乳喂养的妈妈,夜奶可能 2～3 次,也可能 5～6 次。这样的时光,可能要一直持续到孩子一周岁以上。如果把孩子放到小婴儿床上,妈妈每天晚上需要完全醒来 4～5 次,起床,去抱孩子,喂完奶把孩子放在小床上,然后回来睡觉。这会让妈妈倍感辛苦!

2.在什么情况下不建议与婴儿同睡?

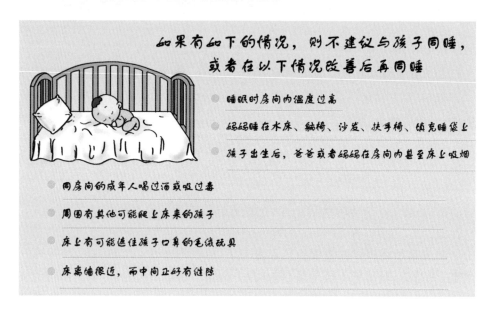

如果有如下的情况,则不建议与孩子同睡,或者在以下情况改善后再同睡

● 睡眠时房间内温度过高
● 妈妈睡在水床、躺椅、沙发、扶手椅、填充睡袋上
● 孩子出生后,爸爸或者妈妈在房间内甚至床上吸烟
● 同房间的成年人喝过酒或吸过毒
● 周围有其他可能爬上床来的孩子
● 床上有可能遮住孩子口鼻的毛绒玩具
● 床离墙很近,而中间正好有缝隙

(徐海燕)

妈妈坐月子时该怎样让孩子睡好觉?

有了孩子后,爸爸妈妈晚睡晚起,一觉到天亮的日子可能就回不来了。几乎对每一个家庭来说,孩子的睡眠都是育儿中最困扰的事情之一。很多父母会说:"从未想过孩子的睡觉是如此折腾人的事情,人生由此变得艰辛难耐。"

但对于刚出生的小宝宝来说,人生却是如此简单——吃奶、睡觉、拉屎尿尿。

1.新生儿的睡眠是什么样的?

这个时期的孩子没有昼夜规律。生活的节奏全部跟着胃口走,饿了就醒来,饱了就睡去,一般 2～3 小时吃一次奶,吃完有时候会玩一会儿,有时候又会接着睡。孩子睡的时间多,醒的时间少,也没有办法维持很长时间的清醒。

所以哺乳期里,要想全家有良好的睡眠,需要对孩子进行睡眠引导。与其说是睡眠引导,不如说是配合孩子睡觉。

2.家长要怎样去配合孩子的睡眠?

家长要适应孩子的作息规律。家长当然希望孩子能一觉到天亮,但既然孩子不能配合,就只能去调整自己的作息时间来配合孩子了。此时,不如"静待花开",陪着孩子吃喝拉撒睡,享受"三部曲"的简单生活。

◇ 减少打扰:不要让孩子过度清醒。对于月子里的孩子来说,其无法维持超过 2 小时的清醒时间(一般是半小时至 1 小时),否则就会处于过度劳累状态。当家里人很多的时候,也会让孩子接受过多的刺激。所以月子里,尤其是前面的 2 个星期,一定要尽可能地减少打扰,过安静的生活。

◇ 区分白天和夜晚:白天的时候把房间的窗帘打开,家里不要刻意地保持安静;到了晚上,天黑下来,家里也尽可能地保持昏暗,不让照明设备影响孩子的昼夜节律,夜晚要保持安静。让白天就是白天,黑夜就是黑夜,这就是最好的作息规律的培养。

◇ 睡姿的选择:相比放下就醒,一会儿又起来抱,抱睡和趴身上睡也是不错的选择。

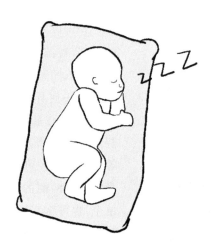

（李嘉惠　徐海燕）

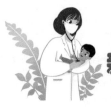

新生儿问题知多少

新生儿身上的斑——先天性真皮黑素细胞增多症

1.什么是先天性真皮黑素细胞增多症?

先天性真皮黑素细胞增多症又称"胎斑",是新生儿最常见的色素性病变,是在胚胎发育过程中,当黑色素细胞从神经嵴迁移到表皮时,未能通过真皮和表皮交界而滞留在真皮内,延迟消失所形成的。

2.先天性真皮黑素细胞增多症会长在哪些部位?

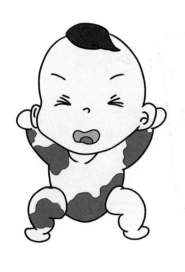

它可以发生于身体的任何部位,其中腰骶部、臀部最常见,其次为肩部,偶见于头面部或四肢屈面。患处除颜色改变外,无其他任何异常,皮纹正常,表面平坦光滑,不突出皮肤,但形状不规整,以圆形、椭圆形或方形者居多,边缘不明显,大小不等。它的直径可从仅数毫米到十余厘米,身体左右两侧的发生率大致相等,可以为单个,也可多发。因为黑色素颗粒位于较深的位置,先天性真皮黑素细胞增多症大多呈灰青色或者蓝色。

3.先天性真皮黑素细胞增多症会消失吗? 会不会恶变?

先天性真皮黑素细胞增多症是一种色素沉着斑,虽然其发生的概率相当高,但不会恶变,通常在出生后的第1~2年里消退,到6~10岁时,绝大多数病变都已消失,对孩子的身体没有任何危害,不需做任何的特殊治疗,爸爸妈妈也不必担心。偶有(约3%)面积较大的先天性真皮黑素细胞增多症长期不完全消退,甚至到成人期仍存在。如果影响美观,患儿可以选择激光治疗。但长期不退,尤其发生在肢体、颈肩部位的先天性真皮黑素细胞增多症,要与其他的色素沉着性皮肤病相鉴别,如咖啡斑等,这样就需要去医院就诊,明确皮疹原因。

(刘志杰)

新生儿身上的红斑——新生儿毒性红斑

新生儿皮肤娇嫩,容易受到外界因素的影响出现皮疹,尤其是生后2~3天的婴儿容易出现红色皮疹。家长非常紧张、担心,随之而来就会想孩子为什么会出现皮疹?是不是奶粉过敏导致的?需要用药治疗吗?下面就逐一为家长解答。

1.什么是新生儿毒性红斑?

新生儿毒性红斑,又称为"新生儿变应性红斑""新生儿过敏性红斑""新生儿荨麻疹",为一种发生在健康新生儿的皮肤病。大约20%的新生儿会在出生72小时内发生该现象,少数出生时即存在,但通常显现于出生后24~48小时,皮疹常在5~7日后消退,不过完全消退前可能反复发作。

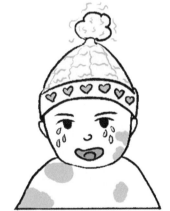

2.新生儿毒性红斑长什么样?

新生儿毒性红斑皮疹可表现为红斑、丘疹、风团和脓疱,随后可出现淡黄或白色丘疹,有红晕,散在分布,偶有融合。其可发生于任何部位,以肩、背、臀部多见,数目不等,但手掌和足底常不多见。

临床依据皮疹类型及分布部位分为:

◇ 轻度:新生儿散在红斑(以手臂、臀部或下肢等部位多见),无脓疱,粟粒大。

◇ 中度:新生儿较多的红斑(以手臂、胸部、臀部等部位多见),分散,豆大,红斑中央有针尖样脓疱,介于轻度与重度之间。

◇ 重度:新生儿红斑更多(以面、胸、背部等部位多见),相互融合成片,也可发生于上肢、下肢或臀部。

3.新生儿为什么会长新生儿毒性红斑?

新生儿毒性红斑的病因尚不明确,可能是因新生儿机体对来自母体内的某些物质过敏引起的,或者是肠道吸收某些物质时出现的免疫反应,也有假说认为是皮肤定植菌群进入毛囊而引起的一种急性固有免疫应答。这都与免疫系统的成熟与发育有关,而不能仅仅考虑"奶粉过敏"。

4.新生儿毒性红斑该怎样治疗?

新生儿毒性红斑为自限性,不需治疗,保持局部皮肤湿润、防止感染即可,如果继发感染需要及时就医。平时家长可以从以下几方面预防:

◇ 进行皮肤护理,接触新生儿皮肤的人员要先洗手;大小便后用温水清洗臀部;注意变换体位,防止背部和臀部皮肤长时间受压。

◇ 为新生儿准备柔软的纯棉制品和专用的洗浴用具,减少对皮肤的刺激;衣服洗净后在阳光下暴晒 15 分钟左右;保持衣着宽松,避免包裹过紧。

◇ 在哺乳期间母亲尽量少食用鱼、虾等易过敏食物,远离花卉和小动物,避免环境过敏因素。

(刘志杰)

新生儿常见的呼吸问题

1.为什么新生儿呼吸不规则?

新生儿肋间肌比较薄弱,呼吸主要依靠膈肌的升降,表现为呼吸时腹部起伏。新生儿呼吸运动较浅表,呼吸频率较快,每分钟 35~45 次。出生后前两周呼吸时快时慢,短暂地呼吸增快到每分钟 80 次以上,属于正常现象。在浅睡时呼吸常不规则,出现 3~5 秒的暂停也是正常现象。

如果孩子醒来精神好,吃奶和体重增长正常,对于这种呼吸表现,父母不用担心。

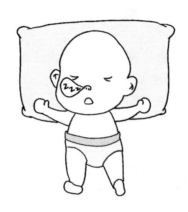

2.新生儿呼吸急促是正常表现吗?

由于新生儿呼吸中枢还不够健全,所以会出现呼吸频率不规律、时快时慢、时深时浅,这种现象在入睡之后尤其明显,属于正常现象。

如果新生儿是轻微的呼吸急促,爸爸妈妈们就不需担忧;如果呼吸过于急促,明显有异常,就需要到医院进行全面的检查了。

另外,新生儿在睡觉的时候呼吸会比平时快一些,当出现呼吸急促的时候,可尽量保持屋内通风,并给新生儿多喝水,保证新生儿在呼吸急促时可顺利换气。

一些新生儿呼吸急促伴随有脸色苍白、呼吸困难、心率变快等问题,可能是孕早期胚胎发育不好,也可能与遗传有关,可到医院做相关的检查确诊,以保证得到及时的治疗。

(张婧)

新生儿出血症

1.什么是新生儿出血症?

所有新生儿出生时都会常规给予一次肌内注射,这出生后注射的第一针就是维生素 K,目的是预防新生儿出血症。

新生儿出血症是由于维生素 K 缺乏使体内维生素 K 依赖的凝血因子(Ⅱ、Ⅶ、Ⅸ、Ⅹ)活性降低而导致的出血性疾病。根据发病的时间分为 3 型:

◇ 早发型(生后 24 小时内):早发型维生素 K 缺乏常和母亲孕期使用抗凝血药物和干扰维生素 K 代谢药物的使用有关,这些药物常包括抗惊厥药物、抗结核药、华法林及头孢菌素等。轻重程度不一,轻者仅有皮肤少量出血或脐残端渗血;严重者表现为皮肤、消化道、头颅等多部位出血,颅内出血后果严重。

◇ 经典型(生后 2～7 天):经典型一般临床表现较轻微,出血部位常见于皮肤、胃肠道或脐带等破损处,但亦有大量出血、颅内出血等的报道。通常见于生后未常规注射维生素 K 患儿。

◇ 晚发型(＞7 天):晚发型常发生于生后 2～12 周,多见于纯母乳喂养、慢性腹泻、肝胆疾病、营养不良、长期使用抗生素或长期静脉营养患儿。通常临床表现较严重,其死亡率接近 20％,50％的患儿可能有颅内出血的表现。

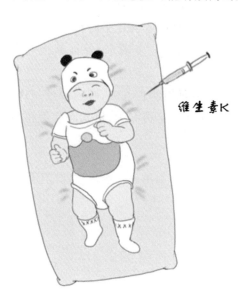

维生素K

2.新生儿为什么会发生维生素 K 缺乏?

人体维生素 K 的来源主要有两方面:一是从食物(绿色蔬菜等)中获取,二是通过肠道细菌合成。健康成人和儿童一般不会因膳食不足而发生维生素 K 缺乏,但是新生儿却普遍存在相对缺乏。这是因为以下原因:

◇ 肝脏储存量低:母体维生素 K 经胎盘通透性很低,仅有 1/10 的量能到达胎儿体内。

◇ 合成少:新生儿刚出生时肠道菌群尚未建立,且新生儿肝酶系统发育不成熟,维生素 K 合成不足。

◇ 摄入少:母乳中的维生素 K 含量很低,只有 1～4 微克/升,而配方奶中维生素 K 的量常大于 50 微克/升,故单纯母乳喂养的患儿常有维生素 K 缺乏。

◇ 吸收少:新生儿存在肝胆疾病(先天性胆道闭锁、肝炎综合征)或腹泻时,因胆汁分泌减少、肝细胞受损,可影响维生素 K 的吸收。

3.如何预防新生儿出血症?

所有新生儿出生后都要补充维生素 K 预防新生儿出血症已经成为共识,但各个国家关于维生素 K 的用法用量并没有得到统一,我国 2022 年新发布的《新生儿维生素 K 临床应用指南》推荐如下:

(1)推荐所有新生儿接受维生素 K 的预防。

(2)推荐纯母乳喂养新生儿出生后尽早(＜6 小时)和 4 周龄时分别单次肌内注射维生素 K 0.5～1.0 毫克(体重≥1500 克者注射 1.0 毫克,体重＜1500克者注射 0.5 毫克);或出生后应尽早(＜6 小时)、2 周龄和 4 周龄时分别口服维生素 K 2.0 毫克。

(3)推荐有母源性疾病(母亲产前应用抗癫痫、抗凝血、抗结核等药物)的新生儿出生后尽早(出生后＜6 小时)单次肌内注射 1.0 毫克维生素 K。

(4)推荐特殊情况(先天性胆道闭锁、胆汁淤积症、肝炎综合征、迁延性及慢性腹泻、抗菌药物应用≥7 天)新生儿治疗期间每周单次肌内注射维生素 K 0.5～1.0 毫克(体重≥1500 克者注射 1.0 毫克,体重＜1500 克者注射 0.5 毫克)。

(李帅)

新生儿听力筛查

1.新生儿为什么要做听力筛查?

据统计,目前我国先天性听力障碍发病率为1‰～3‰,每年约有2.3万听力障碍新生儿,是世界上听障儿童最多的国家之一。听力筛查是帮助了解新生儿是否存在聋哑或听力障碍的第一步,也是重要的一步。失聪或有听力障碍的新生儿需要正确的支持、护理和早期干预,以最大限度地促进健康发育。相反,如果听力的异常状态没有被及时识别,则会对孩子的语言发展、社交沟通等产生很大的负面影响。

2.如何进行新生儿听力筛查?

根据《新生儿疾病筛查管理办法》制定的专项检查,新生儿听力筛查有耳声发射和自动听性脑干反应两种筛选方法可以使用。这两种技术都是客观、敏感和无创伤的方法,5～10分钟即可完成,无痛苦,并且可以在孩子睡觉或静卧时完成。

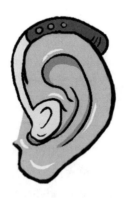

耳声发射:是测量内耳产生的声波。把检测听力的仪器耳件放在新生儿外耳部位,打开开关,来测试新生儿耳朵的响应(回声)。

自动听性脑干反应:测试听觉神经和大脑对声音的反应。咔嗒声或音调通过柔软的耳机播放到孩子的耳朵中,通过放置在孩子头部的三个电极测量听觉神经和大脑的反应。

3.孩子没有通过初步听力筛查该怎么办?

◇ 初筛:新生儿出生后 48 小时至出院前完成听力初筛。如果孩子没有通过听力筛查,并不意味着他一定是耳聋或听力障碍,因为新生儿耳道内有羊水或胎脂、体动较多、鼻塞呼吸不畅、周围环境噪声等都可能会影响初次听力筛查的结果。大部分孩子经过后期的复查都被证实听力是正常的,但记得一定要按时复查,千万不要怕麻烦或者心存侥幸。

◇ 复查:初筛未通过者及漏筛者于 42 天内均应进行复查。

◇ 听力诊断:如果复筛仍然没通过,则应在孩子 3 月龄内看儿科医生,进行更详细的医学检测及听力学诊断检查,确保在孩子 6 个月内能确诊是否患有先天听力损失,以便在最好的时机对孩子实施听力干预。

◇ 听力干预:对确诊为永久性听力障碍的患儿应当在出生后 6 个月内进行相应的临床治疗和听力学干预。

◇ 长期随访:有高危因素的新生儿,应该在出生后 1 个月内进行听力筛查,并且每半年随访 1 次,避免迟发性听力损害的漏诊,随访最好持续 3 年。

4.如果孩子被诊断为耳聋或听力障碍,有哪些治疗和干预的措施?

研究表明,如果发现孩子有任何听力变化,并且在 6 个月内开始支持和干预,孩子将有最好的口语发展机会,变得与听力正常的同龄人一样,所以干预的时间越早越好。

失聪或有听力障碍的孩子应转诊至早期干预部门进行评估和服务。听力学家和耳鼻喉科医生可以诊断孩子听力变化的类型和程度,以及制定接下来的干预措施。这些措施会根据家长的选择,以及孩子听力变化的类型和程度而有所不同。

5.如果孩子通过了新生儿听力筛查,是否意味着以后不会有听力损失?

遗憾的是,答案是否定的,有些孩子可能会在婴儿期后出现听力损失。儿童迟发性或进行性听力损失的原因可能包括遗传、耳部的频繁感染、麻疹或脑膜炎等其他感染、头部受伤、暴露于破坏性的噪声水平和二手烟等。此外,需要延长新生儿重症监护时间的孩子,其后期听力损失的风险也可能增加。

具有以上高危因素的孩子即使通过了新生儿听力筛查,家长仍应注意随着孩子的成长可能出现以下听力损失的迹象:

◇ 1个月大时对巨大响声不会感到惊讶，或3～4个月大时不会转向声音。

◇ 直到他看到你才注意到你。

◇ 相比其他类型的声音更专注于振动噪声。

◇ 似乎不喜欢阅读。

◇ 开始说话缓慢、难以理解，或12～15个月大时不会说爸爸、妈妈等单个词。

◇ 叫他时并不总是回应，尤其是人在另一个房间时。

◇ 似乎仅仅听到了一些声音，但不是全部声音（有些听力损失只影响听高音，或有些孩子只有一只耳朵有听力损失）。

◇ 难以保持头部稳定，或在无支撑的情况下坐下或行走缓慢（在一些患有感音神经性听力损失的儿童中，提供头部平衡和运动信息的内耳部分也会受损）。

即使孩子没有听力变化的迹象，美国儿科学会也建议其在4岁、5岁、6岁、8岁和10岁时再次进行筛查，建议在11～14岁、15～17岁和18～21岁的某个时间或任何有顾虑的时候，进行补充筛查。对于听力损失风险较高的儿童，建议进行更频繁的后续筛查。听力损失有时是渐进的，一开始很难注意到。常规筛查可以及早发现听力变化，越早发现孩子的听力变化，干预措施就越有可能产生积极影响。

（王立玲）

什么是新生儿科

新生儿科是医院专业收治小婴儿的临床科室。孩子出生太早，生产过程不顺利，产科出院回家后孩子出现异常表现，在这些情况下，孩子就需要转入新生儿科或者新生儿监护病房（NICU）。由于刚分娩的妈妈和新生儿的特殊情况，通常家长是不允许陪护的。这种情况下，家长会感觉手足无措，甚至焦虑难过。那下面让大家一起来了解一下这个有些神秘的地方，缓解一下大家的焦虑吧。

1.孩子住在这里，由谁来负责照护及治疗？

孩子会由一支训练有素、分工不同的专业人员团队进行照护及治疗。

医生团队包括科主任、主管医生、住院医生、实习医生，是三级医师负责制。

每周至少 3 次以上的上级医生查房,对疑难危重的病例及时组织多学科会诊,制定诊疗方案。

护理团队包括护士长、主管护师、专科护师、轮转实习护士。他们负责孩子的治疗、喂养、日常护理及支持发育训练。

除了医生和护士,还有负责卫生的护工、接待等辅助人员。

负责照护孩子的医生护士会定期向家长告知孩子的所有情况,家长如果有问题可以随时联系到他们。

2.孩子在新生儿科住的地方是什么样子的?

根据孩子的病情需要,极早早产儿、超低出生体重儿、危重新生儿需要住在重症监护病房,这里监护设备齐全,设置有独立的抢救单元。患有黄疸、肺炎等普通新生儿疾病的患儿,住在普通新生儿病房或母婴同室病房。

3.孩子会接受什么治疗?

病情危重的孩子在这里会被给予严密的监测,孩子身上有许多连接着监护设备及治疗设备的置管、导管、电极、导线等,这些都是为了及时发现并处理临床问题,是孩子生命安全的保障。

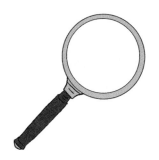

4.孩子什么时候可以回家?

其实从孩子入住新生儿科的那一刻起,医生就会给孩子制定详细的诊疗方案,目的就是能让孩子尽快恢复健康并出院回家。当孩子胎龄足够大、各项生命体征平稳、体重增长正常、相关检查结果无明显异常或者不需要特殊处理时,就达到了出院的标准。

出院前爸爸妈妈需要提前做好各种准备,早产儿出院前会转入母婴同室新生儿病房,医护人员会对爸爸妈妈及孩子的其他照护人员进行必要的培训。家长们除了要学会正确的照护、喂养、服药等常见操作,还需要能够及时处理呛奶等意外情况,尤其需要掌握新生儿的心肺复苏技能。

请相信在医院和家庭的共同努力下,孩子会顺利回归爸爸妈妈的身边健康成长!

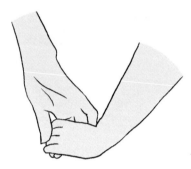

(徐海燕)

如何识别高危新生儿?

1. 母亲的高危因素有哪些?

◇ 母亲年龄小于 16 岁或大于 40 岁。

◇ 母亲患有糖尿病、高血压、心肺疾病、甲状腺疾病、肾脏疾病、严重的贫血、血小板减少、妊娠后期出血、严重的营养不良、产前发热等。

◇ 羊水过多或过少。

◇ 脐带异常(过细、单脐动脉)。

◇ 胎心异常。

◇ 胎膜早破。

2. 新生儿的高危因素有哪些?

如果母亲健康,但出生时新生儿出现如下情况时,也需格外注意:

◇ 过期产儿(胎龄≥42 周)。

◇ 低体重儿(出生体重<2500 克)。

◇ 巨大儿(出生体重≥4000 克)。

◇ 小于胎龄儿(出生体重小于同胎龄儿体重的第 10 百分位数)。

◇ 大于胎龄儿（出生体重大于同胎龄儿体重的第 90 百分位数）。

◇ 出生时阿普加（Apgar）评分异常者（≤7 分为异常）。

◇ 患有先天性畸形。

◇ 同胞中有患新生儿疾病或死亡者。

孕母及新生儿出生时均正常，但新生儿出生后出现如下症状，也需尽早关注：

◇ 进乳差、呕吐、腹胀。

◇ 长时间不排胎便（＞24 小时）。

◇ 长时间不排尿（＞48 小时）。

◇ 呼吸困难、发绀。

◇ 反应差、哭闹不安。

◇ 生后 24 小时内出现黄疸或黄疸迅速加重。

◇ 发热并伴有进乳差、反应差、呕吐、腹胀等症状。

◇ 抽搐。

3.遇到以上这些情况应该怎么办？

◇ 如孕妇存在上述情况，应选择具有危重新生儿抢救能力的综合医院分娩。

◇ 如出生时新生儿存在上述高危因素，尽快联系新生儿科专业医生到场或是转运至有新生儿救治能力的医院。

◇ 如出生后新生儿出现上述情况，尽快去新生儿科就诊查明原因。

（徐海燕　李嘉惠）

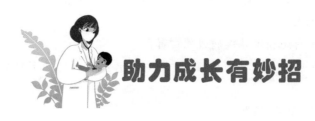

助力成长有妙招

孩子的发育里程碑

1.什么是发育里程碑?

很多家长可能都听过运动发育口诀,比如"二抬、四翻、六会坐,八爬、十站、周岁走"。

孩子的生长发育是有一定规律的,既是连续的,又有阶段性。在不同的年龄阶段,有着不同的发育标志。发育里程碑是指孩子在特定时间范围内获得的技能,说通俗些就是孩子发展的"成就"被称为"里程碑"。例如,孩子迈出的第一步、展露的第一次微笑、说出的第一个字等都被称为发育的里程碑。

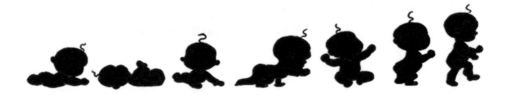

2.发育里程碑有什么意义?

家长可以通过发育里程碑了解孩子发育的基本方向,了解孩子的身心发展现状是否在正常范围内,及时发现孩子的发育异常。但发育里程碑并不是绝对的,孩子的发育会受到很多因素影响,同时每个孩子的发育也有个体差异。如果孩子的发育情况与发育里程碑有出入,也不要过于着急。但是如果孩子在某些方面的发展明显落后了,就应该及时查明原因,及时采取干预措施。

3.0～12 月龄孩子的发育里程碑是怎样的？

（1）2 个月

◇ 社会情感：孩子会注视家长的脸；当走向孩子时，他会表现出开心；对着孩子说话或者微笑，他能用微笑回应。

◇ 语言交流：孩子能发出除哭声以外的声音，对较大的声音有反应。

◇ 认知：孩子眼睛可追物，也可盯着一个玩具数秒。

◇ 运动：孩子趴着时下巴可抬离床面，平躺时能挥舞四肢。

（2）4 个月

◇ 社会情感：孩子能微笑吸引家长的注意；当逗他（她）时孩子会微笑。

◇ 语言交流：孩子能发出"啊啊"声，和他（她）说话时会发出声音回应，并将头转向声源。

◇ 认知：孩子在饥饿时，看到奶瓶会出现咂嘴动作；会观察自己的手。

◇ 运动：把玩具放在孩子手里，能抓住玩具并摇晃；会把手放进嘴巴；趴着时能靠前臂或手肘支撑。

（3）6 个月

◇ 社会情感：孩子会认得熟悉的人；喜欢看镜子里的自己；能笑出声。

◇ 语言交流：孩子能和家长一来一回地发出声音交流；会吹唾沫泡；能发出刺耳声音。

◇ 认知：孩子喜欢把东西放嘴里探索；能伸手去够想要的东西；不想吃东西时会紧闭嘴巴。

◇ 运动：孩子能从俯卧翻身为仰卧；趴着时能靠双臂支撑；能撑坐。

（4）9 个月

◇ 社会情感：遇到陌生人孩子会害羞；能表现出几种面部表情，如快乐、悲伤、惊讶、愤怒等。当家长离开时会有反应（哭泣或伸手抓住家长）；当家长和他玩"躲猫猫"时会微笑或大笑。

◇ 语言交流：孩子能发出类似"妈妈"和"爸爸"的声音；想被抱时会举起双手。

◇ 认知：孩子会寻找掉落在视线以外的物品；会拿两个物品对敲。

◇ 运动：孩子可以自己坐起来，可独坐；能把一只手的物品递向另一只手。

（5）12 个月

◇ 社会情感：孩子会与家长一起玩游戏。

◇ 语言交流:孩子会挥手再见;会叫"爸爸""妈妈"或其他特定称谓,并了解"不"的含义。

◇ 认知:孩子会将物品放进容器内;寻找被藏起来的物品。

◇ 运动:孩子能够扶站,能扶着家具走,能够从你扶着的开口杯里喝水,能捡起地上的东西。

家长可以根据简单的口诀来初步评估孩子的能力:

◇ 大运动发育:二抬、四翻、六坐、八爬、十站、周岁走、二岁跑、三岁独足跳。

◇ 精细运动发育:三玩手、五抓手、七换手、九对指、一岁乱画、二岁折纸、三岁搭桥。

◇ 个人、社会认知能力:二笑、六认生、九做再见、一岁示需要、二岁做游戏、三岁会穿衣。

◇ 成长里程碑是早期监测孩子生长发育的重要手段,但不是诊断标准,不能替代医生诊断治疗。一旦孩子在某个阶段出现发育落后于里程碑的情况,一定要及时进行专业评估和干预,不要存在侥幸心理,以减少后遗症的发生。

(李帅　孙瑾)

生长曲线

1.什么是生长曲线?

体重、身长、头围可以反映儿童生长、营养及健康状况,但某一时间点的测量值并不能完整反映儿童的生长趋势,需要连续、定期进行生长监测、绘制生长曲线图。

生长曲线图就是以正常生长的群体儿童作为标准,以儿童的年龄为横坐标,以生长指标(体重、身长或头围)为纵坐标绘制成的曲线图,从而能直观、快速地了解儿童的生长情况,及时发现生长偏离的现象。生长曲线包括按照年龄的体重生长曲线、按照年龄的身长生长曲线、按照年龄的头围生长曲线以及按照年龄的身体质量指数(BMI)生长曲线等。为了方便家长对照观察,下面提供7岁以下男女童年龄别身长/身高、体重百分位数值表以供家长参考。

7岁以下男童年龄别
身长/身高、体重百分位数值表

7岁以下男童年龄别身长/身高百分位数值

单位为厘米

年龄	P3	P10	P25	P50	P75	P90	P97
0月	47.6	48.7	49.9	51.2	52.5	53.6	54.8
6月	64.2	65.7	67.1	68.7	70.3	71.8	73.2
1岁	71.7	73.3	74.9	76.7	78.5	80.1	81.6
1岁6个月	77.7	79.4	81.2	83.1	85.0	86.8	88.5
2岁	82.4	84.2	86.1	88.2	90.3	92.2	94.0
2岁6个月	87.0	88.9	91.0	93.2	95.4	97.4	99.4
3岁	90.9	93.0	95.1	97.5	99.9	102.0	104.1
3岁6个月	94.4	96.6	98.8	101.3	103.8	106.1	108.3
4岁	97.6	99.9	102.3	104.9	107.5	109.8	112.2
4岁6个月	100.8	103.2	105.7	108.4	111.1	113.6	116.0
5岁	104.1	106.6	109.1	112.0	114.8	117.4	119.9
5岁6个月	107.2	109.9	112.5	115.5	118.4	121.1	123.7
6岁	110.3	113.0	115.7	118.8	121.9	124.6	127.3
6岁6个月	113.1	116.0	118.8	122.0	125.2	128.0	130.8

7岁以下男童年龄别体重百分位数值

单位为千克

年龄	P3	P10	P25	P50	P75	P90	P97
0月	2.8	3.0	3.2	3.5	3.7	4.0	4.2
6月	6.9	7.4	7.9	8.4	9.1	9.7	10.3
1岁	8.3	8.8	9.4	10.1	10.8	11.5	12.3
1岁6个月	9.3	9.9	10.5	11.3	12.1	12.9	13.8
2岁	10.4	11.0	11.7	12.6	13.5	14.4	15.4
2岁6个月	11.2	12.0	12.7	13.7	14.7	15.7	16.7
3岁	12.0	12.8	13.6	14.6	15.8	16.9	18.0
3岁6个月	12.8	13.7	14.6	15.7	16.9	18.1	19.4
4岁	13.6	14.5	15.5	16.7	18.1	19.4	20.8
4岁6个月	14.5	15.4	16.5	17.9	19.3	20.8	22.4
5岁	15.3	16.4	17.6	19.1	20.7	22.4	24.2
5岁6个月	16.2	17.4	18.7	20.3	22.2	24.0	26.0
6岁	17.1	18.3	19.8	21.6	23.6	25.7	27.9
6岁6个月	17.8	19.2	20.8	22.8	25.0	27.3	29.8

注：2岁以下适用于身长，2~7岁适用于身高。年龄为整月或整岁。

参考资料：国家卫健委，2022版《7岁以下儿童生长标准》。

7岁以下女童年龄别
身长/身高、体重百分位数值表

7岁以下女童年龄别身长/身高百分位数值

单位为厘米

年龄	P3	P10	P25	P50	P75	P90	P97
0月	46.8	47.9	49.1	50.3	51.6	52.7	53.8
6月	62.7	64.1	65.5	67.1	68.7	70.1	71.5
1岁	70.4	71.9	73.5	75.2	77.0	78.6	80.1
1岁6个月	76.5	78.2	79.9	81.9	83.8	85.5	87.2
2岁	81.2	83.0	84.9	87.0	89.1	90.9	92.8
2岁6个月	85.7	87.7	89.7	91.9	94.1	96.1	98.1
3岁	89.7	91.8	93.9	96.2	98.5	100.7	102.7
3岁6个月	93.2	95.4	97.6	100.1	102.5	104.8	106.9
4岁	96.5	98.8	101.1	103.7	106.3	108.6	110.9
4岁6个月	99.7	102.1	104.5	107.2	109.9	112.3	114.7
5岁	103.0	105.5	108.0	110.8	113.6	116.1	118.6
5岁6个月	106.1	108.7	111.3	114.3	117.2	119.8	122.4
6岁	109.0	111.7	114.5	117.5	120.6	123.3	126.0
6岁6个月	111.8	114.6	117.4	120.6	123.7	126.6	129.4

7岁以下女童年龄别体重百分位数值

单位为千克

年龄	P3	P10	P25	P50	P75	P90	P97
0月	2.7	2.9	3.1	3.3	3.6	3.8	4.1
6月	6.4	6.8	7.2	7.8	8.4	9.0	9.6
1岁	7.7	8.2	8.8	9.4	10.1	10.9	11.6
1岁6个月	8.8	9.3	9.9	10.7	11.5	12.3	13.2
2岁	9.8	10.4	11.1	11.9	12.9	13.8	14.8
2岁6个月	10.7	11.4	12.1	13.0	14.1	15.1	16.2
3岁	11.5	12.3	13.1	14.1	15.3	16.4	17.7
3岁6个月	12.4	13.2	14.1	15.2	16.4	17.7	19.1
4岁	13.1	14.0	15.0	16.2	17.6	18.9	20.5
4岁6个月	13.9	14.8	15.9	17.2	18.7	20.2	21.9
5岁	14.7	15.8	16.9	18.4	20.0	21.6	23.4
5岁6个月	15.5	16.7	18.0	19.6	21.4	23.2	25.1
6岁	16.3	17.6	19.0	20.7	22.7	24.7	26.8
6岁6个月	17.0	18.4	19.9	21.8	24.0	26.1	28.5

注：2岁以下适用于身长，2~7岁适用于身高。年龄为整月或整岁。

参考资料：国家卫健委，2022版《7岁以下儿童生长标准》。

2.为什么生命早期 1000 天的营养很关键？

生命早期 1000 天，就是从胎儿期（280 天）到孩子出生之后的 2 岁（720 天），被世界卫生组织定义为一个人生长发育的"机遇窗口期"。

常言道，"三岁看老"。从健康角度来说，这句话有一定的道理。

研究表明，胎儿 6 个月左右时，脑细胞的发育就开始明显增快了，2 岁时脑神经细胞的分化基本上完成了，可以达到成人的 80%。

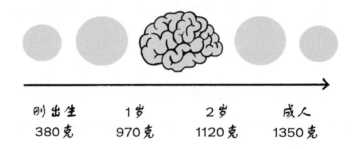

刚出生	1岁	2岁	成人
380克	970克	1120克	1350克

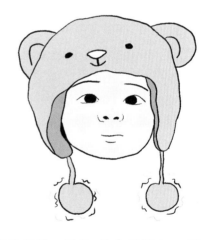

在生命早期的 1000 天里，孩子的身体发育也非常快。通常 3 个月时体重是出生时的 2 倍，1 岁时是 3 倍左右，2 岁时能达到出生时体重的 4 倍左右。身高上，孩子出生时平均身长是 50 厘米，1 岁时能长到 75 厘米，2 岁时基本达到 85 厘米。

所以 1000 天是生命周期中非常有效率、最可贵的"窗口"，该阶段营养会影响孩子身体和免疫系统的发育，以及影响今后患病的倾向。甚至，表观遗传学显示营养不良和生命早期的不良经历对健康的影响可以代代相传。因此，生命早期 1000 天影响人一生的健康。

（徐海燕）

孩子需要补钙吗?

育儿过程中,家长会特别关注孩子补钙的问题。"我家孩子易出汗、盗汗、睡觉不踏实是不是缺钙啦?""我家孩子吃饭不好需要补钙吗?"那孩子到底是否需要补钙?什么情况下需要补钙?下面就来普及一下孩子补钙的问题。

1.孩子需要多少钙?

2018 年发布的《中国居民膳食营养素参考摄入量》中,对钙的推荐摄入量推荐如下:6 个月以下的宝宝,每天钙需要量为 200 毫克;6 个月至 1 岁的宝宝,每天需要量为 250 毫克;1～3 岁宝宝每天需要量为 600 毫克。

2.孩子膳食中钙的来源有哪些?

膳食中钙的来源主要包括奶类和奶制品、大豆和豆制品、深绿色叶菜、坚果、虾贝类等。

6 月龄添加辅食前,孩子每日正常吃奶或者母乳 700 毫升以上就能获取足够的钙。

6～12 月龄的孩子,吃奶量在 600～800 毫升,通过辅食中吃些绿叶菜(如油菜,每 100 克含有钙 140 毫克以上)、吃些豆制品(如豆腐的含钙量在 100 毫克/100 克以上),也都能满足钙需要量。

1 岁以上的孩子,钙需求量增多,但这时就建议喝牛奶(100 毫升含 120 毫克钙)了,通过保证奶量(每天 400～600 毫升),然后正常吃饭,也完全没问题。有些孩子可能不爱喝奶,家长可以尝试着直接用牛奶或者配方奶做食物,如用牛奶或配方奶来蒸馒头、做粥、做奶香鸡蛋饼。

所以,健康正常饮食的孩子,并不需要额外补充钙剂。

3.什么情况下需要补充钙剂?

大多数孩子不需要额外补钙,若出现以下情况可遵医嘱适当补钙:

◇ 早产儿和低体重儿建议听从医生的建议。

◇ 饮食摄入不均衡(如营养评估发现食物中钙和维生素 D 摄入不足)或者严重挑食的孩子。

◇ 患有某些特殊疾病或者因为特殊饮食导致钙摄入不足的孩子,如急慢性腹泻等。

◇ 钙需求量过大，如短期内身高增长迅速的孩子。

4.钙与维生素 D 有什么关系？

人体内维生素 D 缺乏时，会使钙、磷经肠道吸收减少，最终造成骨样组织钙化障碍，甚至骨质溶解，出现平时所说的维生素 D 缺乏性佝偻病。

佝偻病常见的临床表现有多汗、夜惊、烦躁、枕秃和各种骨骼改变。所以有多汗、枕秃、肋骨轻度外翻的孩子可能是由于缺乏维生素 D 导致，而并不是因为缺钙。

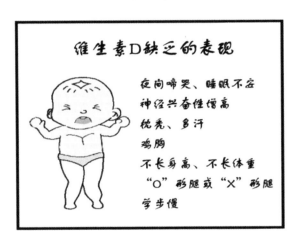

维生素 D 能促进人体对钙的吸收，对孩子的成长发育有着不可或缺的作用，中国居民膳食指南建议孩子从出生 2 周后开始，每天补充 400 IU 维生素 D，一直补充到 2 岁。

（李帅）

孩子需要补充维生素 A 吗？

1.什么是维生素 A？

维生素 A 是指含有视黄醇结构，具有其生物活性的一大类物质，是人类必需的一种脂溶性维生素。它除了可以维持正常的视力外，还在生长发育、繁殖、提高人体免疫功能以及维护上皮组织结构的完整性等方面发挥着非常重要的作用。此外,它还可以提高人体的免疫功能,因此,维生素 A 又被称为"抗感染维生素"。

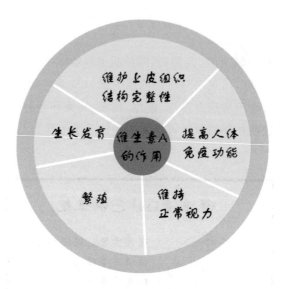

2.我国儿童维生素 A 整体营养水平如何?

一般来说,婴儿出生时维生素 A 储存水平低,其摄入维生素 A 最重要的来源是母乳。维生素 A 缺乏在全球部分地区,特别是中低收入国家是一个严重的公共健康问题,特别影响婴幼儿和孕期妇女健康。

那我国情况如何呢?2020 年我国新发布的《中国儿童维生素 A、D 专家共识》指出,我国儿童维生素 A、D 整体营养水平并没有达标。数据显示,我国 3~5 岁儿童维生素 A 缺乏和边缘性维生素 A 缺乏整体患病率为 29.3%,其中农村达 36.8%,维生素 A 缺乏存在明显的地区差异和年龄差异,年龄越小缺乏率越高,农村地区缺乏率高于城市。

调查还发现,维生素 A 营养水平除了与各地区经济状况有关,还与是否服用维生素 A 补充剂有关。城市服用维生素 A 补充剂的比例约为 50%,而农村地区仅有不到 20%,补充意识的差别也可能是导致城乡维生素 A 营养水平差异的重要原因。

3.维生素 A 缺乏对儿童健康有哪些影响?

维生素 A 缺乏会引起组织细胞增殖分化与代谢功能的改变,对生长发育、免疫功能和造血系统产生不良影响,临床表现为生长缓慢、反复感染、贫血等,该群体儿童的患病率和死亡风险增加。维生素 A 缺乏典型症状包括眼部症状及免疫异常，前者可出现干眼症、夜盲症、角膜溃疡甚至失明；后者表现为体液免疫和细胞免疫异常，这也是导致低龄儿童感染和死亡的重要原因。

4.为什么要预防性补充维生素 A?

营养素的预防性补充干预是以预防营养素缺乏、降低疾病发生率、促进儿童早期发展为目的，其重点在于预防，而不仅局限于对已发生营养素缺乏的矫正。为了预防儿童维生素 A 缺乏，《中国儿童维生素 A、D 专家共识》提倡在孩子出生后应及时补充维生素 A 1500～2000 IU/天，持续补充至 3 周岁。

针对特殊人群，及时补充维生素 A、D 能够使其获益，主要包括：

◇ 早产儿、低出生体重儿、多胞胎等出生后每日应补充维生素 A 1500～2000 IU、维生素 D 400～800 IU，前 3 个月按数值范围上限补充，3 个月后可调整为下限。

◇ 存在缺铁性贫血及铁缺乏的儿童，每日应补充维生素 A 1500～2000 IU、维生素 D 400～800 IU，以促进铁的吸收和利用，提高缺铁性贫血的治疗效果。

◇ 反复呼吸道感染、腹泻等罹患感染性疾病患儿每日应补充维生素 A 2000 IU、维生素 D 400～800 IU，以促进儿童感染性疾病的恢复，提高机体免疫力，降低感染发生风险。

◇ 其他罹患营养不良、孤独症谱系障碍、注意缺陷多动障碍等慢性病的儿童同样存在着维生素 A 缺乏的风险，且病情严重程度与维生素 A 缺乏程度呈正相关。建议每日补充维生素 A 1500～2000 IU、维生素 D 400～800 IU，有助于改善患病儿童的营养状况，改善慢性病的预后。

5.为什么推荐维生素 A、D 同补?

基于我国儿童维生素 A、D 的缺乏现状，维生素 A、D 两种脂溶性维生素在缺乏人群上高度重叠，因此，从可及性、经济性、便捷性等进行综合评价，提倡我国儿童采取维生素 A、D 同补的方式，能同时满足儿童对两种维生素的生理需求，而且维生素 A 能够使维生素 D 更好地发挥作用，两者有协同作用。

6.持续补充维生素 A 会中毒吗?

采取预防性补充措施不会引起维生素 A 中毒情况的发生。2010 年欧洲小儿胃肠营养学会推荐维生素 A 用量 1330～3300 IU/（千克·天）。国内临床上使用的口服维生素 AD 滴剂含有 500 IU 的维生素 D_3 和 1500 IU 的维生素 A。维生素 A 过量主要表现为嗜睡或过度兴奋、头痛、呕吐等高颅压症状,囟门未闭者可出现前囟隆起。目前,国内尚无婴幼儿持续补充维生素 A、D 导致维生素 A 中毒的报道。

(李帅)

孩子需要补充 DHA 吗?

孩子需要补充 DHA 吗? DHA 是不是真的补脑? 市面上关于 DHA 的各种宣传深深打动了爸爸妈妈的心,期望借助这个"脑黄金"让自己的孩子变得更聪明,但 DHA 真有这么神奇的功效吗? 下面让大家来"扒一扒"DHA 的"前世今生"。

1.DHA 是什么?

DHA,化学结构是二十二碳六烯酸,是构成脂肪的结构成分脂肪酸的一种。脂肪不但能提供人体必需的能量,还有帮助脂溶性营养素吸收、促进大脑等器官的发育,以及有为身体保温、为脏器减震、为食物带来好口感等功效。DHA 之所以被关注是缘于对母乳及对婴幼儿大脑和视网膜的深入研究,其发现 DHA 在这些成分和结构中含量和占比都比较高。DHA 是人体神经系统细胞生长及维持的主要成分,在大脑皮层中含量高达 20%,在眼睛的视网膜中所占比例最大,约占 50%。由于 DHA 对胎儿和婴儿的大脑和视力发育起着举足轻重的作用,因此,DHA 甚至一度被人们称为"脑黄金"。

2.需要额外给孩子补充 DHA 吗?

从 DHA 的本质——脂肪酸来说,人体内脂肪酸分为"必需"和"非必需"两种。非必需脂肪酸,是机体可以自行合成,不必依靠食物供应的脂肪酸。必需脂肪酸,就是身体不能自身合成,必须从食物中获取的脂肪酸。DHA 虽是重要的脂肪酸,但不是必需脂肪酸,而其合成原料 α-亚麻酸却是必需脂肪酸,不能自身合成。

也就是说,要想给孩子补充 DHA,就必须增加 α-亚麻酸的摄入。α-亚麻酸可以通过多种食材来摄入,如深海鱼类(鳕鱼、鲑鱼等)、核桃、杏仁、芝麻、葵花子油、蛋类等,这些食物都富含 α-亚麻酸。所以一般情况下,只要饮食均衡、足量,孕妇、哺乳妈妈、孩子都不需要额外补充 DHA。

从补充 DHA 的效果来说,DHA 可补可不补。这么说的原因主要是因为目前的研究结果尚不能确定其效果。鉴于 DHA 对大脑和视觉发育的重要性,美国食品药品监督管理局(FDA)于 2002 年批准了生产商在配方奶中添加 DHA。然而,配方奶添加 DHA 是否真的有利于婴幼儿的生长发育仍未有定论。有部分研究发现,在婴儿配方奶中添加 DHA 有利于婴儿短期内的视觉和神经发育,但也有很多研究并未发现添加 DHA 的配方奶可以给婴儿带来任何短期或长期的有利影响。所以,额外补充 DHA 目前还没有达成共识,也没有被各类指南明确推荐。

当然,如果特殊情况下,比如母乳妈妈或孩子的营养状况不佳(如早产、双胎儿)、膳食不均衡的情况下,可以考虑给孕期妈妈和哺乳期妇女或孩子适当补充 DHA。

3.如何选择 DHA?

市场上常见的 DHA 补充剂有两种:一种是来自鱼油的 DHA,另一种是来自海藻草油的 DHA。鱼油主要是从深海鱼类中提取的,DHA 和 EPA(鱼油主要成分)的成分都比较高。但 EPA 是一种长链多不饱和酸,有一定的分解油脂和降低血压作用,可能会对婴幼儿的生长发育带来不利影响,所以鱼油更适合成人食用,而孩子更适合摄入海藻草油。

(李帅)

孩子需要检查微量元素吗?

1.什么是微量元素?

微量元素指人体内含量极少但是必需的生理活性物质,是人体有机结构中的必需成分,需要通过食物摄入。

对于有些微量元素来说,从饮食中摄入的量减少到某一低限值时,将导致某一种或某些重要生理功能的损伤,这些元素被称为必需微量元素。目前,公认的人体必需微量元素有铁、铜、锌、碘、锰、硒、氟、钼、钴、铬、镍、钒、锯、锡 14

种,绝大多数为金属元素。其中,铁、碘、锌为容易缺乏的微量营养素。微量元素主要来自食物,动物性食物中含量较高,种类也较植物性食物多。

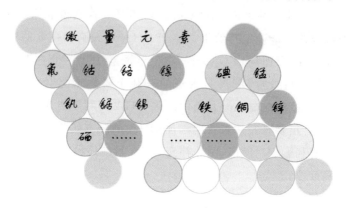

2.微量元素有什么作用?

虽然人体中的必需微量元素含量极低(每种微量元素的含量均小于人体体重的万分之一),但必需微量元素在生命过程中起着重要作用:

◇ 它们是酶、维生素必需的活性因子。

◇ 它们具有构成或参与激素合成的作用,如甲状腺素含有碘,胰岛素含有锌,而铬则是葡萄糖耐量因子的重要组成部分。

◇ 它们会参与基因的调控和核酸代谢。

◇ 它们与常量元素和宏量营养素共同作用。

3.孩子需要检查微量元素吗?

说起微量元素检测,算是家长们比较追捧的项目。可事实上,我国并不提倡儿童常规检测微量元素。其根本原因就在于微量元素检测不具备明确的诊断意义。

4.微量元素检测有哪些缺陷?

微量元素是相对宏量元素而言的,指占人体体重万分之一以下的元素。正是因为含量如此稀少,所以常规检测很难精准。

◇ 技术限制:目前的检测设备很难在少量血液样本中,直接测出微量元素含量,只能使用"间接比色法",这本身就存在误差。

◇ 流程误差:采血过程中会有消毒擦拭、挤压手指等操作,导致其他成分和组织液混入血液。这些干扰因素对宏量元素没有太大影响,但对含量极小的微量元素来说,就无法彻底忽略了,容易导致检测结果不准确。

◇ 环境误差:检测环境的影响也不能忽略,国内大多数是开放的检测环境,空气中的微量元素过多时(如污染),也会影响检测结果。

5.怎样才能了解微量元素含量?

单纯的微量元素检测,并不适宜作为诊断结果来指导儿童的营养摄入。想精准判断,还是应该对特定元素作用的靶器官进行检测。例如,可以通过检测红细胞数量、形态和血色素情况来判断是否缺铁。

事实上,只要注意日常饮食的丰富性和均衡性,完全可以满足儿童需要的所有微量元素。而孩子爱出汗、枕秃、出牙晚、不长个儿等情况,通常和缺微量元素没有什么关系,家长们与其执着于检测,还不如好好研究一下饮食的科学搭配,说不定反而有意外的惊喜。

(刘志杰)

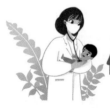

你会看孩子的化验单吗？

带孩子看病,其实是个技术活,医生往往会让孩子做血常规检查。不过,拿到那一纸报告,很多父母却犯了愁。化验单上密密麻麻的数字说明了什么？白细胞升高是不是说明孩子被细菌感染了？要不要用抗生素？虽然看懂化验报告,不意味着就能诊断病情,但至少可以让家长缓解自身焦虑,对孩子的身体状况做到心里有数,这样听医生解释的时候,也不会像听天书一样了。

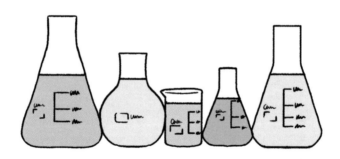

血常规

1.什么是血常规？

血常规是一种检测血液中基本细胞成分的方法。血液不断在全身循环,流经身体各个器官,一个人的健康状况,自然会反映到血液的健康程度上。孩子生病,大多都是感染,不过感染的来源不一样,有的是细菌感染,有的是病毒感染。血常规最重要的作用,是帮助医生来判断孩子的感染类别,从而给出正确的诊断方案。

2.血常规有哪些指标？

虽然血常规的检查项很多，不过家长要看的只有三类：白细胞、红细胞和血小板。只要这几项在正常范围之内，其他的小项目有点升高或降低，其实临床意义不大。因为人体是一个综合的整体，对内环境的变化很敏感，如查血之前喝水少等因素都会出现个别结果的异常。因此，家长看懂这三项，就可以对孩子的身体状况做出一个粗略判断。

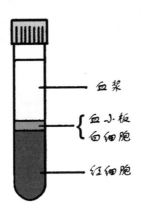

3.白细胞是什么细胞？

白细胞是身体的卫士，当细菌或病毒袭击身体时，白细胞就会去冲锋陷阵、保卫身体。只有体内有足够数量的白细胞，才能正常抵御细菌或病毒的攻击。白细胞是五种细胞的总称，包括中性粒细胞、淋巴细胞、单核细胞、嗜酸性细胞和嗜碱性细胞，每种细胞的作用方式各有不同。孩子生病感染来源通常是细菌或病毒，所以，医生主要看中性粒细胞和淋巴细胞的变化情况。

◇ 中性粒细胞：当人体被细菌偷袭时，身体就会快速产生大量的中性粒细胞，派遣它们到患病的地方"上阵杀敌"。由于中性粒细胞短时间内急速增多，白细胞总数也会升高。在血常规报告中，如果看到中性粒细胞增多，大多可以认定是细菌感染，这时医生可能会建议孩子使用抗生素治疗。

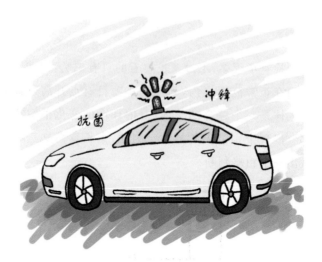

◇ 淋巴细胞:淋巴细胞能识别出哪些是病毒,把它们包裹起来消灭掉,不让病毒继续捣乱,并且产生相应的抗体,便于下一次直接消灭它们。在淋巴细胞与病毒战斗的过程中,淋巴细胞会大量复制,数量变多,但中性粒细胞的比例会下降。等到病毒被打败之后,淋巴细胞的数量又会恢复到正常值。

如果白细胞低于正常范围,尤其是中性粒细胞低于 1000 时,则说明孩子的抵抗力很低了,就很容易感染,更容易生病。如果白细胞严重减少的话,发生感染的概率显著增加,而且非常容易感染耐药的细菌,使感染极易迅速扩散,甚至进入血液引发败血症,严重时会威胁生命。

4.什么是红细胞?

红细胞富含血红蛋白,因而使血液呈红色。红细胞可以看作是身体的运输官,负责将氧气运送到全身各处,给机体提供生长所需的营养。血常规报告中,红细胞相关的有这几项:血红蛋白(HB)、红细胞数量(RBC)、血细胞比容(HCT)、平均红细胞体积(MCV)、平均红细胞血红蛋白含量(MCH)、平均红细胞血红蛋白浓度(MCHC)。

是不是觉得很复杂?先别急,家长只需要看血红蛋白(HB)和红细胞计数(RBC)这两项就可以了。红细胞计数正常值的参考范围:男性为 $(4.5 \sim 5.5) \times 10^{12}/L$;女性为 $(4.0 \sim 5.0) \times 10^{12}/L$;儿童为 $(4.2 \sim 5.2) \times 10^{12}/L$。血红蛋白正常值参考范围:6 月龄至 2 岁的孩子正常值为 110~135 克/升,2~6 岁的孩子正常值为 110~137 克/升,6~12 岁的孩子正常值为 112~145 克/升,12~18 岁的女生正常值为 114~147 克/升,12~18 岁的男生正常值为 124~164 克/升。6 个月以下的婴儿由于生理性贫血等因素,血红蛋白值变化较大,目前尚无统一标准。

如果血红蛋白和红细胞数量减少,孩子有可能患有贫血。之后医生可以根据红细胞的平均体积判断是缺铁还是缺维生素 B_{12} 和叶酸。

孩子的年龄不同,判断贫血的标准也不一样。我国小儿血液会议建议的贫血标准为:血红蛋白在新生儿期小于 145 克/升,1～4 个月时小于 90 克/升,4～6 个月时小于 100 克/升为贫血。世界卫生组织建议:6～59 个月小于 110 克/升,5～11 岁小于 115 克/升,12～14 岁小于 120 克/升为贫血。

5.什么是血小板?

血小板最主要的功能就是止血、凝血。如果血管破了以后,血小板会聚集到破口处,还有一些凝血的因子、纤维蛋白也会增加,最终将这个破口堵上,就像城市中那些专门修补漏洞的维修工。

血小板计数正常值的范围在 $(100～300)×10^9$/升,在这个范围内或者是稍微低一点都是不用治疗的。血小板低或高均表明身体出现问题,血小板高的情况下容易有血栓风险,若偏低则易引发出血。

6.为什么家长要学会看化验单?

学会看血常规报告后,家长便可以结合报告上的数据来听医生的判断,这样就更清楚了。不过疾病的诊断,不是只看血常规报告那么简单,还要结合临床的症状。例如,流行手足口病和疱疹性咽峡炎时,一些患病孩子的化验单中,会显示出中性粒细胞增多、白细胞增多、C 反应蛋白增多的情况。如果单凭报告单,很容易误断孩子是受到了细菌感染而服用抗生素,实际上,这两种疾病都是病毒感染,服用抗生素对孩子的身体健康反而不利。

真正靠谱的医生,会综合孩子的报告单数据和临床的症状,结合实际的临床经验,做出准确的诊断。

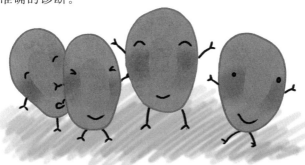

C反应蛋白

1.什么是C反应蛋白?

C反应蛋白(CRP)是一种急性期反应物。一般在手术或者受到创伤后,人体感染了细菌或病毒,血液中C反应蛋白的浓度就会升高。

2.C反应蛋白升高有什么意义?

通常情况下,C反应蛋白在感染发生后6～8小时开始升高,24～48小时达到高峰,可以比正常值高几百倍;同时,C反应蛋白的升高幅度与感染的程度呈正相关。正是由于这种相关性的存在,临床医生在对细菌感染做抗生素治疗时,通常会监测C反应蛋白的动态变化。相比较其他临床体征,C反应蛋白能够更早做出并发症警报和对治疗效果的判定。不过,病毒感染时,C反应蛋白通常不增高(除了一些严重侵袭导致组织损伤的病毒如腺病毒、疱疹病毒等)。因此,C反应蛋白亦可作为细菌感染和病毒感染的鉴别诊断指标。

通常当C反应蛋白高于20毫克/升时,医生会认为孩子受到细菌感染的可能性比较大,但还是要结合白细胞的变化来综合判断。

3.什么是超敏C反应蛋白?

超敏C反应蛋白(hs-CRP)是血浆中的一种C反应蛋白,采用超敏感检测技术能准确地检测低浓度C反应蛋白,是识别低水平炎症状态的灵敏指标,大大提高了分析的灵敏度。C反应蛋白和超敏C反应蛋白在本质上其实是同一种物质。

降钙素原

1.什么是降钙素原?

降钙素原(PCT),主要由甲状腺C细胞和肺的神经内分泌细胞分泌产生。降钙素原在正常人体中水平极低,低于0.01纳克/毫升,在炎症刺激,特别是严重细菌感染或脓毒血症状态下,它在血浆中的水平会显著升高。

2.降钙素原升高有什么意义？

2012 年 9 月发表的《降钙素原（PCT）急诊临床应用的专家共识》指出,脓毒症患者的降钙素原水平明显高于非脓毒症患者,并且降钙素原升高对细菌感染导致的脓毒症特异性很高,可作为诊断脓毒症和鉴别严重细菌感染的生物标志物。同 C 反应蛋白相似,降钙素原在病毒性疾病时不增高或仅轻度增高,因此,降钙素原亦可作为细菌感染和病毒感染的鉴别诊断指标。降钙素原比 C 反应蛋白和血清淀粉样蛋白 A 出现得早,一般 2 小时即可检测到,6 小时会明显上升,8～24 小时就可维持在高水平。其对脓毒症等的诊断具有高度特异性。

血清淀粉样蛋白 A

1.血清淀粉样蛋白 A 是什么？

血清淀粉样蛋白 A(SAA)是组织淀粉样蛋白 A 的前体物质及敏感的急性时相反应蛋白,在肝脏中由被激活的巨噬细胞和成纤维细胞合成。

2.血清淀粉样蛋白 A 升高有什么意义？

血清淀粉样蛋白 A 不仅在机体受到细菌感染时升高,其在病毒感染时亦有显著升高,但细菌感染时升高的幅度大于病毒感染。另外,血清淀粉样蛋白 A 也是感染早期的敏感指标,其敏感性高于 C 反应蛋白。通常情况下,血清淀粉样蛋白 A 呈阴性可排除感染。除此之外,血清淀粉样蛋白 A 还具有快升快降的特点,机体受感染后,4～6 小时内即可迅速升高约 1000 倍;在病原体被清除后又可迅速地降低至正常水平,因此,可作为反映机体感染情况和炎症治疗效果的敏感指标。

（刘志杰）

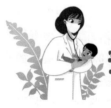

预防接种很重要

一提到预防接种,也就是俗称的"打疫苗",想必每位家长的心中都会有很多问号,让我们一起来讨论相关问题吧!

1.什么是疫苗,预防接种又是什么?

疫苗,本质上就是用细菌、病毒制成的可以让身体产生免疫性的生物制剂,简而言之,就是经过加工了的病毒和细菌成分。预防接种是一个模拟疾病的过程,通过打疫苗的形式让孩子体内产生针对某种疾病的抗体,从而降低相应疾病的患病风险或患病后减轻疾病的严重程度。

预防接种是我国重要的基本公共卫生服务项目之一,新生儿出生后一个月内家长需尽早携带《新生儿首次乙肝疫苗接种登记卡》,以及《出生医学证明》等材料,到居住地的社区卫生服务中心办理接种证和建立儿童预防接种档案,按照国家免疫规划进行预防接种。实践已经证明,疫苗免疫是预防和控制传染病最经济、简便和有效的手段。

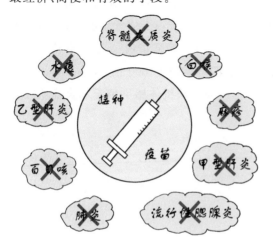

2.预防接种有必要吗?

答案是肯定的。按时、按计划接种疫苗,是预防传染病发生的重要途径。在人类传染病控制历史上,疫苗接种曾做出巨大贡献,如对天花、麻疹、脊髓灰质炎等疾病的控制和消灭,疫苗接种都居功至伟。

3.预防接种是否安全？

任何一种药物和生物制剂，前期都会经历大量的研究和观察，证实对绝大部分人群没有危害后才可以应用。但疫苗作为一种病原体提取物，对人体来说是一种外来刺激，因为每个人存在个体差异，接种疫苗产生免疫力的同时，也可能会产生不同程度的不良反应。其中，一些减毒的疫苗，如果接种到本身有免疫力缺陷的人身上，反而会成为显性病毒，导致人体感染疾病，但这种概率是极小的。这就需要家长做到在接种疫苗时，将孩子的健康状况如实告诉医生。尽管疫苗并非百分之百安全，但若没有接种疫苗，儿童将会面临更高的健康风险。

4.计划和非计划免疫疫苗有何区别？

计划免疫疫苗和非计划免疫疫苗，俗称"一类疫苗"和"二类疫苗"，二者的区别并非在于疫苗的重要性，而在于是否由国家承担相应的疫苗费用。前者俗称"免费疫苗"，由国家承担疫苗费用；后者俗称"自费疫苗"，由家长承担疫苗费用。由于国家经济承受能力、疫苗供应等多种现实原因，二类疫苗暂时实行自费接种。随着条件成熟，相信很多二类疫苗也会逐渐纳入免费范围。

5.非计划免疫疫苗有必要接种吗？

有必要。事实上，由于它属于收费疫苗，覆盖率远远没有一类疫苗高，所以相应的疾病发病率就相对更高。家长在选择时应了解各种疫苗的特性、适应证及禁忌证，根据孩子感染疾病的风险、身体情况以及家庭经济承受能力等做出决定。如果家里条件允许，孩子又没有相关的禁忌证，最好还是选择接种。

6.是不是孩子的疫苗接种越多越好？

不打疫苗等于让孩子在各种病菌风险中"裸奔"，但盲目多打疫苗也并不等于能给孩子百分之二百的保护。每个孩子都有预防接种证，免疫正常、生长发育良好的孩子，家长只需要按照国家推荐的普通一类疫苗、二类疫苗的顺序接种即可。

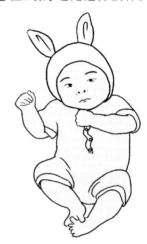

7.进口疫苗价格贵,质量就一定比国产疫苗好吗?

进口疫苗和国产疫苗,本质上并不存在质量上的差异。国产疫苗只要通过药监部门的审批,其药效就一定是得到肯定的。从免疫学的角度看,不管是国产疫苗还是进口疫苗,只要接种后能产生有效的免疫力,实质上并没有太大差异。不过进口疫苗确实给家长提供了更多选择的机会,而且进口疫苗中也有一些是国内没有的种类,让家长选择范围更宽广。

8.与单独疫苗相比,联合疫苗有什么优点?

与单独疫苗相比,联合疫苗有两个优点:第一,在疫苗制剂中,除了含有疫苗这些主要成分外,必然还会有防腐剂、稳定剂等添加剂成分。而联合疫苗的意义就在于,在疫苗本身不冲突的情况下,在孩子可以接受的前提下,减少了添加剂成分。第二,打联合疫苗,孩子接种次数也会减少,可以有效降低注射时及注射后疫苗反应带来的痛苦。

9.什么是灭活疫苗? 什么是减毒活疫苗?

有些疫苗在被灭活之后,注射到人体里仍然具有抗原反应性,但有些疫苗灭活以后注射到人体后就没有这种抗原性了,需要进行减毒后应用方能发挥预防接种的效果。前者俗称"灭活疫苗""死疫苗",由于丧生了活性,注射于人体后不会造成人体感染,非常安全,即使是免疫功能低下的人群也可以接种;后者俗称"减毒活疫苗",经过加工后的病毒致病力大大降低,对于健康儿童来说也是非常安全的。

10.接种疫苗后有哪些常见的不良反应?

由于接种疫苗就是在模拟生病,所以接种疫苗之后,孩子会有些不舒服,但紧接着就会产生抗体,免疫能力也随之提升。等真正遇到同类疾病的时候,免疫能力就可以起到保护孩子的作用。

一般孩子常见的不良反应有发热,注射局部红肿、硬结,或者皮肤起少量皮疹等,这都属于正常的疫苗接种后反应。另外,疫苗中含有很多蛋白成分,有些孩子可能会对其中的某些成分过敏,严重过敏反应主要发生在接种后 30 分钟内。发生过敏后孩子如能立即接受正确处理,一般不会发生很严重后果,所以接种疫苗后一定要在接种地点观察 30 分钟后再离开。

11.接种疫苗后孩子就一定不生同类疾病了吗?

接种疫苗并不意味着孩子百分之百不会生同类病,所以不少父母就会有疑问了,那为什么一定要给孩子接种疫苗呢?其实,大家要知道,疫苗接种时,细菌或病毒会与免疫系统相互作用,从而产生抗体。抗体的作用一是减少孩子患病的机会,二是如果孩子患病,可减轻疾病的症状,其中后者的作用要大于前者。例如,每年都有孩子接种了流感疫苗后同样患流行性感冒,但是较未接种疫苗的孩子而言,其症状要减轻很多,类似普通感冒,这样对孩子的影响就小很多。

12.什么是强化免疫?

除了常规的计划免疫,每年的 12 月,疾控部门还会组织强化免疫活动。但强化免疫究竟是什么意思,很多父母并不清楚,甚至认为并不必要。

事实上,有的疫苗接种后,在孩子体内产生的相应抗体会针对性起到预防某种疾病的作用,但到了一定时间,抗体会逐渐减弱或消失,从而对相应疾病的预防作用降低,这时就必须定期、适时地预防接种进行强化免疫。还有的疫苗接种一次后,仅能起到动员抗体产生的作用,只有经过两次甚至三次接种,才能使机体产生稳定的高水平抗体,从而让孩子具有牢固的免疫力。

例如,强化免疫主要针对的脊髓灰质炎,即小儿麻痹症,虽然目前我国一直保持无脊髓灰质炎病例状态,但世界上仍有一些国家存在脊髓灰质炎的流行,这就使所有国家的儿童仍有感染该疾病的风险。在医学界,小儿麻痹症仍没有特效治疗方法,接种疫苗是唯一有效的预防手段。由于脊髓灰质炎的免疫高危年龄在 0~4 岁,所以,在儿童 4 岁之前应采用常规免疫和强化免疫相结合的方法,才可以达到有效预防的目的。如果孩子年龄大于 4 岁,且接种次数少于4 次,就需要进行补种。

13.哪些情况不是疫苗接种的禁忌证?

以下情况不作为疫苗接种的禁忌证:患有生理性和母乳性黄疸;单纯性热性惊厥史癫痫控制处于稳定期;病情稳定的脑疾病、肝脏疾病、常见先天性疾病(先天性甲状腺功能减低、苯丙酮尿症、唐氏综合征、先天性心脏病)和先天性感染(梅毒、巨细胞病毒和风疹病毒);对于其他特殊健康状况儿童,如无明确证据表明接种疫苗存在安全风险,原则上可按照免疫程序进行疫苗接种。

14.特殊情况下的接种策略有哪些?

◇ 早产儿:早产儿细胞免疫与体液免疫发育不成熟,补体水平低下,血清缺乏调理素,通过母体胎盘获得的 IgG 量少,对感染的抵抗力较弱;美国儿科学会建议,早产儿(包括低出生体重儿)应按足月儿的免疫程序进行免疫接种。

◇ 黄疸患儿:世界卫生组织指出,新生儿黄疸是接种疫苗的假禁忌证,国内也有文献指出,对于晚发型母乳性黄疸和单纯间接胆红素增高婴儿,不能仅依据经皮胆红素增高作为接种乙肝疫苗的禁忌,对无并发症的黄疸患者应接种疫苗。

■ 接种建议:生理性黄疸、母乳性黄疸患儿,若身体健康状况良好,可按免疫程序接种疫苗;病理性黄疸患儿若生命体征平稳,可正常接种乙肝疫苗。

■ 暂缓接种:病理性黄疸患儿需及时查明病因,暂缓接种其他疫苗,建议前往专科门诊就诊。高胆红素血症(病理性黄疸),接种卡介苗可能引起严重异常反应。

◇ 食物过敏患儿:食物过敏不仅可引起重度湿疹、过敏性鼻炎、哮喘等,而且部分儿童因严重过敏反应需要全身使用糖皮质激素,导致食物过敏儿童的感染风险较正常儿童增加。目前,绝大多数疫苗不含有食物相关成分,不会因食物相关成分导致过敏反应。《中华人民共和国药典》未将鸡蛋过敏作为接种流感疫苗的禁忌证,对于非免疫规划疫苗,如黄热病疫苗,蛋类过敏者禁忌接种。接种建议:食物过敏的儿童可以按免疫程序正常接种;有蛋类严重全身过敏反应史的儿童,应在医疗机构监护下接种流感疫苗。暂缓接种:食物过敏的急性期(如并发哮喘、荨麻疹)或接种部位皮肤异常(湿疹、特应性皮炎),应暂缓接种。

◇ 湿疹患儿:湿疹多在婴儿期发生,大约50%的湿疹患者会发展成过敏性鼻炎或哮喘。湿疹患儿皮肤屏障功能有破坏,易继发刺激性皮炎、感染及过敏而加重皮损。湿疹患儿应接种疫苗以预防疾病发生,接种疫苗后不会加重湿疹疾病症状。世界卫生组织在《扩大的免疫规划所用疫苗的禁忌证》中将皮肤病、湿疹或局部皮肤感染作为接种疫苗的假禁忌证。

■ 接种建议:可以接种各类疫苗(避开湿疹部位),接种后不会加重湿疹症状。

(王立玲　黄磊　张沛佩)

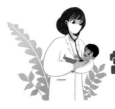

常见疾病辨分晓

孩子发热了该怎么办?

新生命的到来,给家庭带来了很多惊喜,但如果有一天,孩子发热了,哭闹不安、浑身皮肤发烫,很多新手爸妈肯定会手足无措,这该怎么办呢? 下面就来了解一下孩子发热的相关知识吧。

1.孩子的正常体温是多少?

新生儿时期,正常核心温度(肛温)为 36.5～37.5 ℃,体表温度(额温及腋温)为 36.0～37.3 ℃,口腔内温度应低于 37.5 ℃。

2.什么是发热?

新生儿时期,在安静状态下,当核心温度(肛温)或口腔温度高于 37.5 ℃,体表温度(额温及腋温)高于 37.3 ℃时定义为发热。由于额温较容易受环境温度影响,一般测量腋下温度。

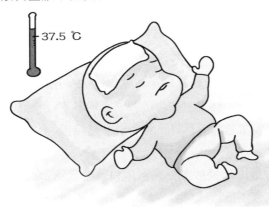

3.孩子为什么容易发热?

新生儿处于一个特殊的时期,皮肤薄、皮下脂肪少、体温调节能力差,而且新生抵抗力差,容易受到细菌和病毒侵袭。发热其实是新生儿常见的症状之一,是人体对身体异常状况的一种防御反应。

4.如何判断孩子是不是真正的发热?

发现孩子发热时,父母先不要着急,因为发热包括病理性及非病理性两种。

首先,父母需检查孩子是否包裹过严,如包裹的衣物过多也可引起体温迅速升高,这个时候应松解孩子的衣被,促进体温下降,同时应注意对腹部保暖。

孩子在哭闹、吃奶时也会导致体温偏高,通常建议在孩子安静状态及吃奶后半小时测量体温。

如果排除上述情况,孩子发热的同时还伴有精神状态差、嗜睡、拒奶等表现,则很可能是出现了病理性发热,就需要及时就医了。

5.孩子发热常见的原因是什么?

◇ 环境因素:新生儿周围的环境温度过高(如室温过高)、新生儿被包裹过多等均可引起体温迅速升高。

◇ 脱水:多由于奶量摄入不足,或牛奶浓度过高而引起。这种发热常在出生后3~4天出现,孩子可有烦躁不安、啼哭、脸色潮红的表现,严重者会出现口唇干燥、尿量减少甚至无尿。

◇ 感染:各种病原体(病毒、细菌等)引起局部或全身性感染,如肠炎、尿路感染、肺炎、败血症、化脓性脑膜炎、脐炎、皮肤感染等。

6.孩子发热了该怎么办?

发热并不只有坏处,其实发热是炎症反应不可分割的一部分,温度适当升高时,可减缓一些细菌和病毒的生长和复制,并增强免疫功能,但这些益处在体温接近40 ℃时会逆转。另外,体温过高会使孩子感到不适,因为代谢增加导致心血管系统和呼吸系统需求增加。所以一旦明确发热原因,治疗发热的主要目的是提高孩子的舒适度。

降低孩子体温的初始措施包括多补充液体和减少活动。如果孩子持续表现出不适(如活动减少、液体摄入减少等表现),可能需要使用退热剂治疗发热。

儿童退热剂常用对乙酰氨基酚和布洛芬，忌用阿司匹林。如果孩子已经睡着（确定只是睡着了，而不是精神差或昏睡），并不需要特意叫醒孩子来服用退热剂。

需要注意的是，家长应禁用酒精擦浴，因为孩子皮肤薄嫩，在血管扩张状态下，会导致酒精吸收入血液而损伤肝脏。如果孩子出现持续的呕吐、腹泻、疼痛、嗜睡、呼吸困难或其他不寻常的症状，则需要在使用退热剂治疗发热后尽快就医。

7.孩子发热会"烧坏"脑子吗？

这种说法可能来源于一些特定的疾病或状况，如脑膜炎、中暑等，这些疾病可能伴随高烧并导致脑损伤。但需要明确的是，这些脑损伤的原因是疾病本身，而不是单纯的发热。

（张婧）

如何识别和预防肺炎？

1.什么是肺炎？

肺炎是一种常见的儿童下呼吸道感染疾病，这是一种由各种病原菌感染导致的肺部炎症。肺炎严重者会损坏肠胃、心脏、大脑，甚至危及生命。所以，当孩子疑似肺炎时，家长需要及时就医确诊。

2.婴儿为什么容易得肺炎？

婴儿的肺组织发育还不完全，免疫功能也不够强大，所以更容易受到感染。特别是早产儿，肺部发育更不成熟，与足月儿相比，感染概率更高。

3.怎样判断孩子是否得了肺炎？

肺炎一般有发热、胃口差、心情烦躁、呼吸急促或困难、精神萎靡等症状。当孩子出现发热、咳嗽等症状时，家长可以通过以下两点初步判断其是不是得了肺炎：

◇ 观察呼吸是否困难：婴儿是腹式呼吸，肚子鼓一下就算呼吸一次，年龄越小呼吸越快。婴儿如果得了肺炎,因为肺部供氧不足,呼吸会加快。3月龄以下的孩子呼吸频率大于60次/分,3～12月龄的孩子大于50次/分,1岁以上的孩子大于40次/分,就属于呼吸增快。

◇ 观察孩子的精神状态:孩子虽然发烧、咳嗽,但是精神状态好、爱笑能玩,那么是肺炎的可能性不大。如果孩子发烧、咳嗽的同时,精神状态不好、心情烦躁哭闹、不想吃饭、总是在睡觉、呼吸困难、口唇发紫,那么是肺炎的概率较高,需要及时就医。

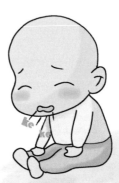

- 精神状态不好
- 心情烦躁哭闹
- 不想吃饭
- 总是在睡觉
- 呼吸困难
- 口唇发紫

4.孩子咳嗽严重时一定是得了肺炎吗?

不一定!任何咽部及气道的刺激都会引起咳嗽,普通咳嗽也不一定转成肺炎。肺炎时,孩子除咳嗽外,常伴有其他肺炎的典型症状。

5.如何预防肺炎?

◇ 接种肺炎疫苗:肺炎疫苗可以有效预防因肺炎链球菌引起的肺炎。

◇ 营养均衡:尽可能母乳喂养,添加辅食后孩子的饮食应注意营养均衡,避免挑食、偏食。

◇ 注意保暖:保证孩子的手脚暖和,但头上和身上没有汗。

◇ 保证充足睡眠:养成孩子早睡早起、规律睡眠的习惯。

◇ 加强运动:强壮的身体是抵抗疾病的天然屏障,营养均衡和多运动是身体强健的基础,可多让孩子趴、爬、抓,并坚持给孩子做被动操和按摩。

◇ 注意个人卫生:家长给孩子喂奶、换尿布前要洗手,孩子常接触的东西,尤其经常往嘴巴里送的玩具等物品要注意清洗。

◇ 保持室内空气新鲜：家里要经常通风透气，保证空气流通。

◇ 少去人多密集场所：尤其传染病高发季节，少带孩子去人多的场所。

（张婧）

孩子鼻塞时该怎么办？

孩子有时会出现鼻塞的情况，甚至会影响呼吸、吃奶，那孩子鼻塞是感冒了吗？遇到这样的问题家长该怎么办呢？

1.孩子为什么会鼻塞？

引起孩子鼻塞的原因有很多，大多新生儿容易发生鼻塞是由其生理特点决定的：一方面新生儿鼻腔相对狭窄，鼻黏膜柔嫩、血管丰富，极易受外界环境的影响（如空气干燥、感冒、过敏等），出现黏膜充血、水肿、渗出，从而导致流清鼻涕，引起鼻塞；另一方面，鼻腔内分泌物不能及时自我排出，之后就变成鼻痂而阻塞鼻腔，引起鼻塞。

有些孩子的鼻塞可能是全身过敏性疾病的表现之一，同时可能伴有其他过敏的表现，如肠绞痛、皮疹、咳嗽等，大多有过敏性家族史。少部分新生儿鼻塞是由自身鼻腔的异常导致的，如鼻中隔偏曲、先天性后鼻孔闭锁、鼻腔内异物、肿瘤、鼻息肉等，需要请耳鼻喉专科医师进行评估。对于年龄稍大的孩子，如近期无感染、鼻塞以夜间为主，同时伴有张口呼吸或打鼾，那么需考虑是否存在腺样体肥大或扁桃体肥大的情况，也需请耳鼻喉专科医师进行评估。

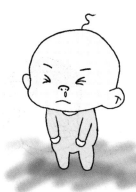

2.如何帮助孩子减轻鼻塞的症状?

◇ 适当增加室内空气湿度。可以使用加湿器,保持室内湿度为 50%～60%,这样可以起到稀释鼻内分泌物的作用,利于其排出。

◇ 使用温热的毛巾热敷孩子的鼻根部(温度不要太高,以防烫伤)。鼻黏膜受热会收缩,这样会让孩子的鼻腔变通畅。

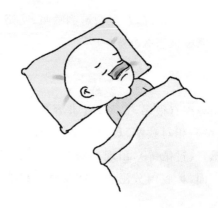

◇ 适当变换体位来缓解鼻塞。如果孩子左侧鼻塞时可向右卧,右侧鼻塞时向左卧,或者扶好颈部将孩子竖抱或孩子睡觉时头颈部抬高 30°。

◇ 如果是分泌物增多引起的鼻塞,可以使用吸鼻器吸引;但如果是鼻腔黏膜肿胀导致的鼻塞,则不能用吸鼻器,以免刺激鼻黏膜,加重鼻塞。如果是鼻屎堵在鼻孔里导致孩子呼吸困难,这时家长可用棉棒涂上润肤油或植物油,将鼻屎软化,再把看得见的鼻屎轻轻擦干净。家长千万不要强硬地把鼻屎抠出来,以免使孩子的鼻腔产生刺痛,或造成鼻黏膜出血。

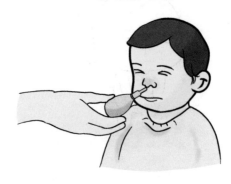

◇ 鼻塞严重时,可以用生理盐水滴鼻液或喷雾来清理鼻腔,因为生理盐水能够改善鼻腔的内环境,维持鼻腔黏膜正常渗透压,减轻血管充血水肿,从而改善鼻腔通气,缓解鼻塞。同时,孩子鼻腔内较干的鼻涕会被泡软,鼻涕也就不那么黏了,更容易被清除。

3.孩子出现鼻塞时,什么情况下需要去医院?

◇ 当采用常规缓解鼻塞的方法无效,或孩子鼻塞逐渐加重时需要就医。

◇ 当孩子出现发热、咳嗽、呼吸急促甚至肤色发绀,影响到吃奶、睡眠及精神状态时,一定要及时就医。

◇ 由鼻腔本身的疾病导致的鼻塞,需要及时到耳鼻喉专科就诊。

◇ 鼻塞持续时间较长,或鼻腔分泌物异常、有异味时,家长要警惕鼻腔异物,也需要及时就诊。

(寇妍)

孩子变成了"小黄人"该怎么办?

1.什么是新生儿黄疸?

新生儿黄疸,也称为"新生儿高胆红素血症"。简单来说,该病就是新生儿体内的胆红素积聚引起的皮肤黏膜或其他器官黄染。当孩子血清总胆红素值超过5～7毫克/分升即可出现肉眼可见的黄疸。皮肤巩膜黄染是新生儿黄疸的最直接显示器,黄染首先出现在颜面部,由上到下逐渐波及躯干、四肢,消退的时候则按照由下到上的顺序,颜面部皮肤及巩膜的黄染会最后消失。

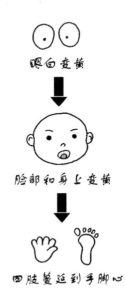

眼白变黄

脸部和身上变黄

四肢蔓延到手脚心

2.什么是胆红素?

新生儿期,胆红素主要来源于衰老的红细胞。衰老的红细胞在体内被破坏后产生血红素,经过一系列酶的作用转变成胆红素,称为未结合胆红素或间接胆红素。这些未结合胆红素"坐着"白蛋白这艘船通过血流被转运至肝脏,在肝细胞内通过酶的作用变身为结合胆红素或直接胆红素,之后排泄至肠道,其中绝大部分由粪便排出体外。在新生儿肠道内结合胆红素较容易分解为未结合胆红素,通过肠道重吸收入血液,从而使血胆红素水平增高,这就是新生儿特有的肠肝循环。

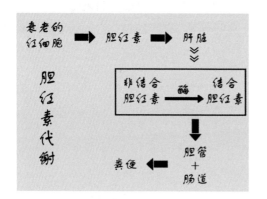

胆红素化验单项目举例	
TBIL	总胆红素
DBIL	直接胆红素
UBIL	间接胆红素

3.为什么新生儿期容易出现黄疸且水平较高?

新生儿在胆红素的产生、转运、肝细胞处理、肠道排泄等环节都有其不同于成人的特点。胆红素产生多、与白蛋白联结不牢固、肝细胞处理能力不成熟、肠肝循环增加等,均可导致新生儿容易出现黄疸且水平较高。例如,早产、窒息、缺氧、感染、胎便排出延迟、喂养不足、新生儿母婴血型不合溶血病等均可影响胆红素代谢的某个或多个环节,从而加重新生儿黄疸。

4.新生儿出黄疸了该怎么办?

在我国,大多数足月新生儿在出生后都会出现不同程度的黄疸,最多见的是以间接胆红素升高为主的新生儿黄疸,有些是生理性的,有些却是病理性的。生理性黄疸是排除性诊断,也就是说需要排除常见的病理性黄疸后方能考虑生理性黄疸的可能。生理性黄疸一般不需要特殊的医学干预,合理喂养的情况下,在出生2周内皮肤黄染就会自行消退,小宝宝就变回白白胖胖的样子了。病理性黄疸则需要采取科学的医学措施降低血胆红素水平以预防胆红素脑损伤,同时积极寻找病因并对因治疗。一旦出现病理性黄疸的情况,则需要及时就医,由新生儿科医师进行综合评估,寻找病因,并及时进行干预,避免延误病情而出现不良预后。

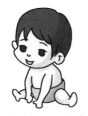

生理性黄疸

- 体温正常、精神及吃奶均良好、大小便无异常
- 足月儿生后2~3天出现,早产儿生后3~5天出现
- 足月儿持续时间不超过生后2周
- 早产儿持续时间不超过生后4周
- 胆红素水平增长幅度:
  每日<85μmol/L(5mg/dL)或每小时<0.5mg/dL
- 血清直接胆红素水平≤34μmol/L(2mg/dL)

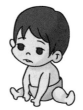

病理性黄疸

- 可能存在体温不稳定、嗜睡、吃奶差或拒奶、呕吐
- 腹胀、呼吸暂停、贫血、大便色浅甚至白陶土样大便的情况
- 生后24小时内出现或黄疸退而复现
- 足月儿持续时间>2周,早产儿>4周
- 胆红素水平增长幅度:每日超过85μmol/L(5mg/dL)
  或每小时超过0.5mg/dL
- 血清直接胆红素水平>34μmol/L(2mg/dL)

5.胆红素水平高于多少是病理性黄疸?

生理性黄疸和病理性黄疸的区分不存在一个"一刀切"的胆红素值,也不存在一个"一刀切"的干预值。通俗点讲,不是说胆红素值达到了一个标准的数值才是病理性黄疸或者才需要干预。对每一位黄疸新生儿进行评估时,需要根据胎龄、出生时间、黄疸值、高危因素、新生儿表现等进行综合判断,任何时候都不能单独把胆红素值作为评估及干预新生儿黄疸的唯一指标。

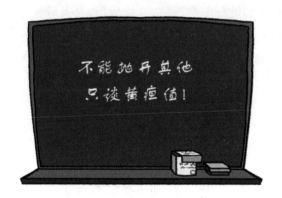

6.光照疗法为什么能快速降低胆红素水平呢?

新生儿光疗,即新生儿光照疗法,是降低间接胆红素水平的最有效措施。光疗主要作用部位为皮肤浅层组织,其原理是在特定波长的光线照射下,未结合胆红素光异构化,形成光红素,其呈水溶性,可不经肝脏处理,直接经肠道或尿液排出,从而能加快胆红素的排泄,在短时间内快速地降低体内胆红素水平。因此,光疗并不能一次将血胆红素水平降低到理想水平,因为它的直接作用部位不是血液,而是通过反复光照皮肤来逐步降低血胆红素水平。

7.新生儿光疗这种治疗措施是怎样被发现的?

新生儿光疗来源于两次偶然发现。1956 年,英国一家医院的儿科医生查房时发现,一名被修女带出去晒太阳的宝宝,被布遮住的皮肤比其他部位的皮肤要黄得多。一周后,一位接受换血治疗的黄疸婴儿的血标本阴差阳错地被放在窗台上,检测结果发现血样中的胆红素含量远远低于预期。基于以上发现,1958 年,儿科医生克里默(Cremer)和生物化学家佩里曼(Perryman)通过 8 个 40 瓦的"淡蓝色"荧光管的自制光疗装置,证实了阳光和蓝光均能降低黄疸新生儿的胆红素水平。自此,很多国家都进行了类似的研究,1960 年,费雷拉(Ferreira)等人首创了"光疗"一词。

8.让新生儿在家晒太阳能够很好地降低黄疸水平吗?

在可见光谱中,波长 425～475 纳米的蓝光和波长 510～530 纳米的绿光是黄疸新生儿最佳的光疗波长。日光灯或太阳光也有疗效,但是这并不意味着在家自行日光灯或太阳光照射就可以有好的效果。除了黄疸新生儿自身的疾病状况外,影响光疗效果的因素是多方面的,包括光源的性质及强度、单面光源或多面光源、光源与光照对象的距离、暴露在光照下的体表面积及光照时间。所以,如果新生儿的黄疸情况经过医生评估已经达到光疗干预的标准,还是应该在新生儿病房运用专用的光疗设备进行规范治疗,以保证能有效地减低体内的胆红素水平,避免胆红素脑损伤的发生。

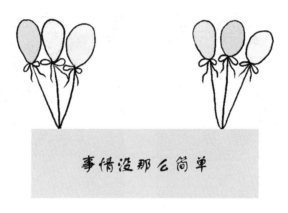

事情没那么简单

9.新生儿光疗设备是"烤箱"吗?

提到光疗,很多家长会觉得孩子在接受"烤验",一个"烤"字让医生常常忍俊不禁,似乎孩子处在"水深火热"中。

其实,主要的光疗设备包括光疗箱、光疗灯和光疗毯等。不同的设备适用于不同的新生儿,比如非常小的早产儿或者危重的新生儿需要光疗时,不能将其搬动至光疗箱,就可以采用可移动光疗灯或者光疗毯等。现在的光疗箱非常舒适,孩子是躺在柔软的硅胶垫子上进行光疗的。看看下图,就知道光疗设备并不是"烤箱"的样子啦。

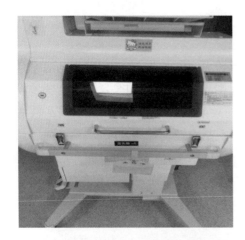
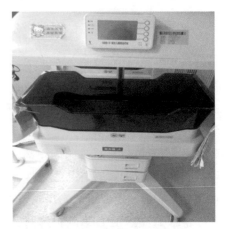
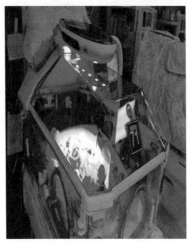
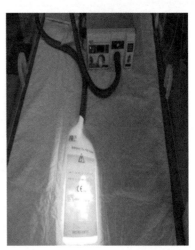

光疗箱、光疗灯、光疗毯

10.孩子需要光照多长时间？

　　光照的时间是根据孩子的黄疸情况来制定的，一般采取间断光疗的方式。光疗 6～8 小时后，若孩子皮肤黄染明显减轻，监测经皮胆红素值明显下降，就可以停止光疗了；每隔 6～8 小时监测经皮胆红素值，若孩子达到光疗标准或升高幅度较快，就可以再次光疗。当停止光疗后，若孩子皮肤黄染轻微，经皮胆红素值监测没有明显波动，一般情况良好，就可以考虑出院了。但是，如果在规范的光疗下，经过 4～6 小时孩子的黄疸没有改善，经皮胆红素值不下降甚至升高，则判断为光疗失败，需要积极寻找其他病因并通过换血来快速地降低胆红素水平。

11.孩子光疗的时候需要遮盖哪些部位？光疗会对孩子产生不良反应吗？

孩子进行光疗的时候，需要把衣服脱光，但是要遮盖住眼睛、会阴部位。光疗的不良反应有发热、腹泻、皮疹等，停止光疗后这些表现可以很快消失。目前的光疗设备，发出的光基本都是去除红外光的不产热冷光源，发热的情况非常少见。总之，光疗和"烤"一点关系都没有，是一种安全有效、经济快速降低黄疸水平的医疗措施。

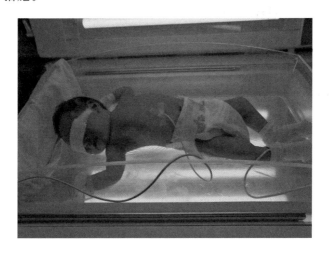

（张凤娟）

新生儿同族免疫性溶血病

1.什么是新生儿同族免疫性溶血病？

新生儿同族免疫性溶血病是一种发生在新生儿早期的疾病，是因母婴血型不合引起的胎儿或新生儿免疫性溶血，以黄疸、贫血、胎儿水肿、肝脾肿大等为主要表现，严重者可以危及生命或遗留神经系统后遗症。

2.有哪些常见的母婴血型不合溶血病？

最常见的是 ABO 血型不合溶血病，其次是 Rh 血型不合溶血病。ABO 血型不合是指母亲为 O 型,而孩子为 A 或 B 型;Rh 血型不合通常是指母亲为 Rh 阴性(又称"熊猫血",D 抗原阴性),而孩子为 Rh 阳性(D 抗原阳性)。一般情况下,ABO 血型不合引起的溶血比较轻,Rh 血型不合引起溶血比较重,但是,这个并不绝对,还要结合临床表现判断。

3.母婴血型不合溶血病是怎样发生的?

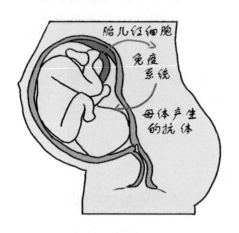

怀孕时,理论上胎盘会将妈妈和孩子的血液隔开,两者不接触。但实际上,孕期会有少量胎儿的血液通过胎盘进入妈妈体内,同时,也会有少量妈妈的血液跑到胎儿体内。如果母婴血型不合,这少量的胎儿血液对于妈妈来说就是"异物",其所含的抗原会刺激妈妈身体产生针对胎儿红细胞的"武器",也就是抗体,它们可以通过胎盘进入胎儿体内。这就像反坦克导弹用来击毁坦克一样,这些抗体与胎儿红细胞上的抗原结合,就会发生"清除"过程,破坏胎儿或者新生儿的红细胞,也就是发生了溶血,这就是母婴血型不合导致的免疫性溶血过程。

4.母婴血型不合一定会发生溶血吗?

理论上只要母婴血型不合,都会发生血型不合溶血。但实际上,并不是所有的母婴血型不合都会发生溶血,是否发生溶血取决于抗体的浓度,以及抗体是否结合在红细胞的抗原上。ABO 血型不合时,第一胎就会发生溶血,这是因为自然界中存在多种 A、B 型抗原物质,妈妈在怀孕前就因接触这些抗原物质而在体内产生抗 A 或抗 B 抗体,从而在孕育宝宝时就可以启动免疫性溶血过程。而 Rh 母婴血型不合往往第一胎不会发生溶血,因为妈妈只有接触人类 Rh 阳性血才会产生相应的抗体,所以在孕育第二胎时才会启动免疫性溶血过程。

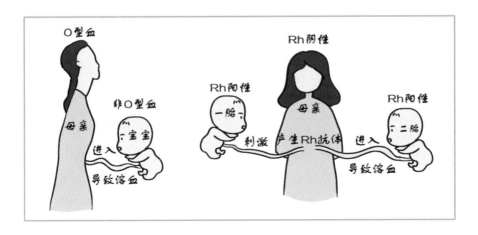

5.妈妈为 Rh 阴性血,应该怎样进行产前评估?

Rh 阴性妈妈的既往生产史很重要,多一次妊娠其危险性就会增加。首次妊娠发生胎儿溶血的风险是 10%,曾经分娩过一例溶血孩子的母亲,下一次妊娠也会发生溶血的概率超过 90%。所以,如果妈妈为 Rh 阴性,爸爸为阳性,则应检测抗体,抗体筛查阳性时,需要进一步确定抗体的特异性并测定抗体滴度,判断其临床意义。

6.如何预防 Rh 血型不合溶血病?

初级预防主要是避免女性,尤其是未生育女性接触外源的红细胞抗原。二级预防主要针对 Rh 阴性未致敏(未检出免疫性抗体)的女性,其胎儿为 Rh 阳性或未确定 Rh 血型,可使用抗-D 免疫球蛋白。Rh 阴性母亲分娩 Rh 阳性新生儿 72 小时内注射抗-D 免疫球蛋白可以降低再次妊娠时胎儿发生溶血的风险。

7.怎样治疗母婴血型不合溶血病?

对于已经发生胎儿溶血并导致贫血、水肿的孕期母亲,需要进行详细的产前评估,必要时提前终止妊娠,且需要产科和新生儿科的密切合作,以提高孩子的救治效果,最大限度改善预后。如果没有发生严重的胎儿溶血,孩子出生后需要严密监测胆红素,一旦胆红素出现早且进展快,需要由新生儿科医师进行评估并尽早明确诊断,立即进行光疗,如果达到换血指征,可以考虑换血。及时的诊断和治疗可以避免发生胆红素脑损伤、严重贫血等不良情况。

(张凤娟)

新生儿黄疸的严重并发症

1.黄疸严重会影响脑子吗?

提到黄疸,有些家长,尤其是长辈,会觉得医生大惊小怪,"十个孩子九个黄,没事儿!""就是黄点儿,晒晒太阳就行了!"那胆红素真的"无公害"吗?适度的胆红素水平有一定的抗氧化作用,但过高水平的胆红素则会有透过血-脑屏障引起神经细胞损伤的可能,这就是胆红素的神经毒性,也是重视并监测黄疸的重要原因,出生1周内的新生儿是胆红素脑病的高发人群。

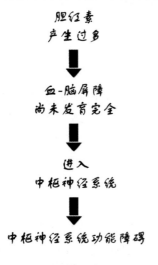

胆红素
产生过多
↓
血-脑屏障
尚未发育完全
↓
进入
中枢神经系统
↓
中枢神经系统功能障碍

2.谁是引起胆红素脑损伤的"元凶"呢?

衰老的红细胞经过一系列酶的作用产生了未结合胆红素,它们是脂溶性的,非常容易透过血-脑屏障进入脑内,从而成为引起胆红素脑损伤的主要"凶手"。胆红素通过血-脑屏障进入颅脑内,会黄染特定的区域,通过干扰神经细胞的能量代谢、抑制细胞器的功能、损伤和直接干扰DNA功能等多种途径造成细胞水平的毒性损伤。神经细胞损伤严重的区域包括基底核、脑干动眼神经核、听神经核等。

3.胆红素达到什么水平才会发生脑损伤呢?

血-脑屏障简单点讲就是血液和脑组织之间的屏障,它能够使脑组织少受甚至不受循环血液中有害物质的损害。但没有一个明确的胆红素数值作为标准,如超过它就一定会发生胆红素脑损伤,低于它就一定不会。是否会发生胆红素脑损伤,取决于胆红素水平及血-脑屏障功能之间的平衡,当然,胆红素水平升高是首要因素。就像河水与河堤一样,当河水短期内明显上涨,即便河堤是坚固的,仍然会漫过河堤,如若河堤失修,那就更容易造成水灾了。足月儿在没有明显高危因素的情况下,血清胆红素水平≥20毫克/分升就需要警惕胆红素脑损伤,在存在明显高危因素的情况下,低于此值也可以发生。早产儿则会发生在较低的胆红素水平,尤其多发于同时存在高危因素者。

4.急性胆红素脑病有哪些表现？

典型的急性胆红素脑病会经历三个临床阶段,包括警告期、痉挛期和恢复期。警告期的表现主要包括反应略低下、多睡、活动减少、吸吮力弱、四肢偏软、哭声略尖,持续 12～24 小时,此阶段若能使胆红素水平迅速降低,上述表现是可逆的。痉挛期主要表现为易激惹、哭声高调、拒乳、呼吸暂停或者不规则、呼吸困难、嗜睡或肌张力增高,严重者可有发热、角弓反张、惊厥、昏迷,甚至死亡,持续 12～48 小时。恢复期则是肌张力、反应及吃奶、呼吸等逐渐好转,持续约 2 周。

5.核黄疸是什么？ 与急性胆红素脑损伤有什么关系？

核黄疸也就是慢性胆红素脑病,会留有终生后遗症,典型的表现有手足徐动、眼球运动障碍、听觉障碍、牙釉质发育不良,还可以有脑瘫、智力落后、抽搐、抬头无力、流涎等。常见的胆红素脑损伤分为急性胆红素脑病和慢性胆红素脑病。典型的胆红素脑损伤过程是经历急性损伤后进入慢性脑病阶段,但需要注意的是,不是所有胆红素脑病的新生儿都会按照上面描述的表现顺序出现,有些胆红素水平非常高的新生儿,未必会有急性胆红素脑病的表现,但数月后却会出现核黄疸的症状。重视黄疸的监测,在达到干预标准时积极干预,是预防重度黄疸和胆红素脑病的要点。

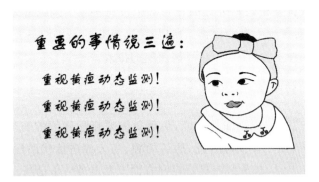

（张凤娟）

母乳性黄疸

1.什么是母乳性黄疸?

母乳性黄疸见于纯母乳喂养或以母乳喂养为主的新生儿,出现于出生 1 周后,2～3 周左右达高峰,以间接胆红素升高为主,如果持续母乳喂养,黄疸可延续至 4～12 周方消退,一般情况良好,生长发育正常。因此,生后 1 周内,母乳喂养的新生儿因母乳不足(摄入的热卡和液体量不足)、排便延迟等导致的血胆红素水平升高,不属于母乳性黄疸,而是称为母乳喂养相关的黄疸。

2.为什么会发生母乳性黄疸?

母乳性黄疸发生的确切机制仍不完全清楚。有研究表明,部分母亲母乳中的 β-葡萄糖醛酸酐酶水平较高,在新生儿小肠内可催化结合胆红素变成未结合胆红素,这些未结合的胆红素被小肠上皮细胞吸收入血,使血胆红素水平升高,从而发生母乳性黄疸。

3.新生儿发生黄疸了,妈妈就不能吃胡萝卜了吗?

经常会有家长提问这个问题。前面介绍的胆红素的代谢过程已经告诉大家,新生儿皮肤黄染和妈妈进食的食物颜色没有关系。与之相反,胡萝卜是一种非常重要的富含维生素的食物。所以,黄疸患儿的妈妈们只要正常均衡饮食即可,要保证多种主食、蔬菜、水果、肉蛋奶的摄入。

4.如何判断是否为母乳性黄疸?

母乳性黄疸是一项排除性诊断,也就是需要排除其他的病理性因素,如感染、溶血性因素、婴儿肝炎综合征、胆道闭锁、先天性遗传代谢性疾病等。可停喂母乳 24～48 小时,若黄疸明显减轻则有助于做出进一步诊断。

5.母乳性黄疸需要治疗吗?

母乳性黄疸消退时间超过生理性黄疸的消退时间,是否需要治疗需要新生儿科医师进行综合评估,如果达到干预标准,则需要进行光照疗法来降低胆红素水平。

6.母乳性黄疸患儿需要停母乳吗?

在我国《2014 版新生儿高胆红素血症诊断和治疗专家共识》中,当总胆红素值<15 毫克/分升时,不建议停母乳;当总胆红素值>15 毫克/分升时,可暂停母乳 3 天。但是,家长要了解再次母乳喂养后,黄疸可重新出现。所以,医生的建议是不随意停喂母乳,如果达到干预标准,可以在继续母乳的情况下进行光疗。

7.母乳性黄疸患儿可以接种疫苗吗?

因为母乳性黄疸患儿的一般情况良好,没有其他并发症,故不影响疫苗接种。

（张凤娟）

乳糖不耐受

乳糖不耐受是许多新生儿经常遇到的问题,如喝牛奶拉肚子、吃母乳也拉肚子。家长们对此有很多疑问:"我家宝宝拉肚子是不是乳糖不耐受呢?""发生乳糖不耐受怎么办,需要停母乳吗?""乳糖不耐受能够治愈吗?"那下面大家就一起来了解一下有关乳糖不耐受的知识吧!

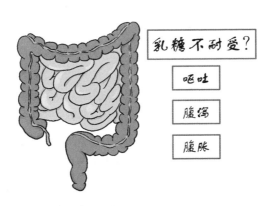

1.什么是乳糖不耐受？

乳糖不耐受又称"乳糖消化不良"或"乳糖吸收不良"，是指体内乳糖酶缺乏或乳糖酶活性不足时，乳糖不能被水解而直接进入大肠，未分解的乳糖使肠液被水分稀释、肠液增加，加快了在肠内的移动速度而造成腹泻。未被水解的乳糖经大肠菌群分解为乳酸、氢和二氧化碳，致使孩子出现肠胀气、肠鸣、腹胀和酸臭味腹泻等症状。

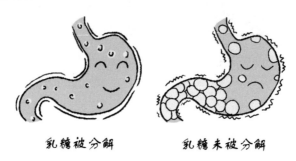

乳糖被分解　　　　乳糖未被分解

乳糖不耐受是一个常见的问题，来自《中国居民膳食指南（2022）》的数据显示，我国 80% 的人喝牛奶后有不良反应，其中婴幼儿群体占比更高。

2.发生乳糖不耐受的原因是什么？

（1）先天性因素

◇ 发育性乳糖酶缺乏：乳糖酶是胎儿发育时期最晚达到成熟水平的酶，胎龄 24 周时，乳糖酶的活性仅为足月儿的 30%，足月娩出时才达高峰，所以早产儿乳糖酶活性较低，易发生乳糖不耐受。

◇ 先天性乳糖酶缺乏：较罕见，是常染色体隐性遗传病，终生乳糖酶缺乏，对乳糖不耐受。

◇ 家族性乳糖酶缺乏：发病机制尚不清楚，可能由胃肠功能的暂时障碍所致。患儿如能度过婴儿期，乳糖酶在 18～24 月龄后可逐渐正常。

◇ 迟发型乳糖酶缺乏：在婴儿期乳糖酶的含量正常，足以消化吸收摄入的乳糖，到了 3～5 岁以上或成人期出现乳糖消化吸收障碍，其发生率与年龄及种族有关，白种人较少，亚洲人及黑人较多见。乳糖酶缺乏有随年龄增长而增多的趋势，其发病机制尚不清楚，可能与种族进化适应过程及遗传有关。

（2）后天性因素

◇ 急、慢性肠道感染：如细菌性及病毒性肠炎，寄生虫的肠道感染，能直接引起肠黏膜上皮细胞广泛损害而发生乳糖酶的缺乏。

◇ 营养不良：蛋白质及各种微量元素的缺乏，特别是慢性缺铁，使肠黏膜萎缩而导致乳糖酶缺乏。

◇ 药物因素：一些药物如卡那霉素、新霉素等抗生素能影响小肠细胞的代谢而致乳糖酶水平下降。

3.乳糖不耐受会有什么样的表现？

先天性乳糖不耐受于喂奶后会立即出现严重的腹痛、腹泻及腹胀，伴有呕吐，婴幼儿因肠内容物通过肠道时间较短，症状以腹泻为主，粪便为水样便，有泡沫及酸臭味，腹泻次数每天 3～4 次至 10 余次不等；病程较长者，可出现肛周皮肤发红及糜烂，脱水及电解质紊乱，生长发育停滞及营养不良，食物中去除奶类后症状消失。除外这种严重类型，如果近期孩子吃完母乳或其他乳制品后 30 分钟至 2 小时内出现腹胀、腹泻、肠绞痛、打嗝、吐奶、排气增多、大便酸臭等表现，也可能是乳糖不耐受的情况。

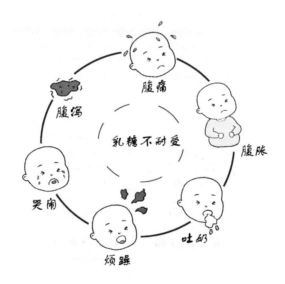

4.怎样判断孩子是不是乳糖不耐受？

◇ 粪便 pH 值还原糖测定：未消化的乳糖在结肠中发酵，产生断链脂肪酸，使大便呈酸性，pH 值＜5.5；当乳糖酶缺乏或活性降低时，部分乳糖经大便排出体外,使粪便中还原糖增加,使用相关试剂可以进行还原糖测定。这种方法简便、快速、灵敏度高,但因为需要根据沉淀多少与颜色变化判断结果,主观性较大,有一定假阳性的风险。

◇ 尿半乳糖测定:乳糖进入机体后,被小肠中的乳糖酶分解为葡萄糖和半乳糖,半乳糖大部分被肝脏转化为葡萄糖,极少部分可随尿排出。人体中的半乳糖的唯一来源是乳糖。采用半乳糖氧化酶或半乳糖脱氢酶测定半乳糖含量可以间接反映乳糖消化吸收状况。其操作简便,特异性和灵敏性较高。

5.发生了乳糖不耐受该怎样治疗?

◇ 积极治疗原发病:避免使用损害乳糖酶活性的药物,禁止滥用抗生素,促进肠上皮细胞修复及乳糖酶活性的恢复。

◇ 饮食回避:去乳糖配方奶粉常用麦芽糊精或玉米淀粉替代乳糖,疗程一般不超过2周,采取降阶梯序贯方案,首先使用去乳糖配方,再改用低乳糖配方,最后选择母乳或普通配方奶粉。

◇ 添加乳糖酶:乳糖酶添加需在喂奶前或者与喂奶同时进行,母乳喂养患儿在喂养前添加乳糖酶,配方奶喂养患儿则为乳糖酶同奶液混匀后喂养,温度需控制在37~50 ℃,其可使70%~80%的乳糖水解。因乳糖及酶含量与活性不同,个体差异仍会导致患儿存在不同程度的症状。

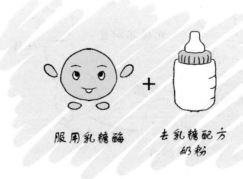

服用乳糖酶　　去乳糖配方奶粉

6.对于纯母乳喂养的婴儿,出现乳糖不耐受后,要暂停母乳喂养吗?

随着乳糖酶制剂的应用,乳糖酶制剂理论上可以克服无乳糖酶饮食的缺点,因此不需要停止母乳喂养,尤其对于发育性乳糖酶缺乏的早产儿,不需改变原有的饮食结构,以保证婴幼儿继续从母乳中获得抗体等有益成分,增强患儿免疫力,缩短病程,促进病情恢复。

7.乳糖不耐受的孩子可以吃益生菌吗?

益生菌可以促进乳糖不耐受患儿肠道中的乳糖消化,并降低发酵产物中的乳糖浓度,增加随发酵产物进入小肠的乳糖酶活性。总之,益生菌可以很好地改善机体对乳糖的代谢吸收,并可使胃排空速度和肠转运时间减慢,延长小肠内残存乳糖酶消化乳糖的时间。另外,双歧杆菌和乳杆菌属的菌株是胃肠道菌群的主要类群,对改善乳糖不耐受有益。

8.乳糖不耐受和牛奶蛋白过敏是一回事吗?

乳糖不耐受与体内乳糖酶缺乏有关,是对乳糖不适应,而不是免疫反应;牛奶过敏是机体对奶中的蛋白质(而非糖类)产生免疫反应。

9.正确看待乳糖不耐受

乳糖不耐受广泛存在,且轻重不同。明确诊断比较复杂,治疗上目前没有根治的简单方法,以综合管理为主。其治疗的主要目标是消除症状,不影响孩子的生长发育,避免发生营养不良等并发症。如果孩子发生乳糖不耐受,但是症状不重,排便不多,不影响生长发育和精神状态,一般不需要特别的担心,也不需积极的特殊处理。如果孩子症状明显,腹泻次数多、体重不增或增长缓慢、影响生长发育,则需要在医生指导下调整饮食,积极对症治疗。

(寇妍)

大便带血

新手父母每天除了关心新生儿吃奶的问题,还会特别关注排便的问题。如果家长看到孩子大便发红,怀疑大便带血,千万别惊慌,下面就一起来了解一下新生儿大便带血的原因。

1.新生儿大便带血有哪几种情况?

正常新生儿出生后不久即可排出墨绿色黏稠胎便,当胎便排完,大便就转为黄绿色糊状过渡性大便。便血是指血液由肛门随大便排出,多表现为鲜红、暗红或果酱样便,可以是血液与大便混合,也可以是血液分布在大便表面或全为血便。

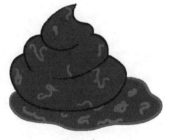

带血粪便

◇ 新鲜血便:颜色鲜红多数为接近肛门部位出血和急性大量出血。

◇ 陈旧血便:颜色暗红混有血凝块,多为距离肛门较远部位的肠道出血。

◇ 果酱样血便:颜色暗红混有黏液,是典型小儿急性肠套叠的血便。

◇ 黑便:为小肠或胃的缓慢出血。

2.导致新生儿便血的原因有哪些?

家长首先要想一想是否给孩子服用过铁剂或大量含铁的食物,如动物肝、血所引起的假性便血。如果孩子服用了含铁的制剂,铁不能被机体全部吸收,则会经肠道排出,大便中可能会含有黑褐色物质,大便常规也会提示潜血阳性。这种情况与孩子肠道发育或疾病无关,只要孩子生长发育正常,就不必担心。

其次是阴道出血污染粪便,如假月经,刚出生的女婴受来自母体的雌激素的影响,在出生后5~7天出现少量阴道流血,称为假月经,血与便混在一起,会被误认为便血,需要仔细分辨。假月经是一种生理现象,通常血量不多,且持续时间不长,一般用温开水清洗局部,防止感染待其自然消退即可。

如果没有以上情况,需根据孩子全身状态及大便性状来判断其可能发生了什么问题:

◇ 吞咽母体血液(咽下综合征):新生儿在分娩过程中可能吞咽了母体血液,或者吞咽了妈妈乳头破溃处的血液,使得大便中带有粉色或红色物质,粪便常规往往查不到红细胞,但潜血呈阳性。这种情况孩子一般吃奶及精神反应正常,家长不用紧张,待咽下的液体排净后就可恢复正常大便。

◇ 过敏性肠炎:这是由食物中的蛋白质引起过敏反应损伤肠黏膜所致,多见于奶粉喂养的孩子,母乳喂养的孩子也可以出现,主要表现为腹泻、便血、腹胀、阵发性哭闹,常常合并有湿疹,有过敏性疾病的家族史,但大多不影响孩子的生长发育,一般状况较好;严重者需要更换水解配方或氨基酸配方奶粉,或者母亲回避牛奶、鱼虾等易过敏食物。

◇ 肠道感染:细菌、病毒、真菌等感染可以引起肠黏膜受损,导致孩子出现腹泻、便血,还可能伴有呕吐、腹胀、大便含有黏液、发热等表现,需及时就医,完善大便常规等检查,必要时给予抗感染及调节肠道菌群等处理,症状可以逐渐缓解。

◇ 新生儿坏死性小肠结肠炎:这是一种病因尚不明确的急性疾病,多发生于早产儿及低出生体重儿,多表现为腹胀、呕吐、便血等症状,严重者可出现肠穿孔、休克的表现,需要及时就诊治疗,严重者需要外科手术治疗。

◇ 外科情况:大多是由先天性肠道发育异常所致,如肠旋转不良、肠扭转、肠息肉等,可以出生即有症状,也可以生后数天开始出现症状,表现为便血(大便呈果酱色可能为肠套叠)、呕吐、腹胀等。外科问题均需要尽快就医,给予及时、恰当的治疗。

◇ 肛裂:如果孩子大便中可见鲜血,且鲜血附着于大便表面,大便常规提示有红细胞,多半是由肛裂导致的。这是因为宝宝肛门括约肌发育不成熟,排便费劲导致肛周出现小裂口,大便就会带有少量鲜血。家长做好肛周皮肤清洁,不要用湿纸巾擦拭裂口处,以免加重伤口,必要时可外涂些预防感染的软膏,很快就会好转。

◇ 新生儿维生素 K 缺乏:维生素 K 缺乏会导致体内凝血因子活性降低,进而出现一系列出血症状,常发生于生后 2～7 天,可表现为皮肤黏膜、消化道出血,严重者颅内出血或肺出血,补充维生素 K 可缓解症状。由于目前我国对新生儿生后常规予维生素 K 注射预防,该病的发生已经明显减少,但是纯母乳喂养、应用广谱抗生素的孩子仍需警惕该病可能。

3.孩子便血时,家长应怎样做?

其实,不论是哪种原因导致的便血,家长最好都去医院咨询一下,并化验大便常规。在留取大便标本时应注意,在孩子排便后立即收集未被污染的大便,尽量选择有血丝或黏液的大便,放入干净的容器或保鲜膜内,在 1 小时内送到医院进行检查。

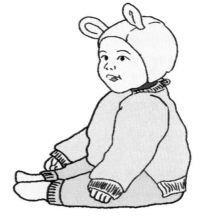

(寇妍)

鹅口疮

很多新手爸妈会无意间发现孩子嘴巴里有白色的东西，像奶块，但又不容易被擦掉，并且反复出现，这到底是怎么回事呢？下面就聊一聊孩子口腔里的小毛病——鹅口疮。

1.什么是鹅口疮？

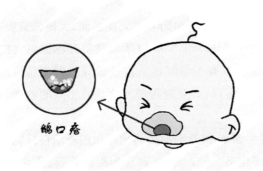

鹅口疮又叫"雪口病"，是由白色念珠菌（假丝酵母菌）引起的口腔和咽喉部感染。念珠菌是许多致病微生物中的一种，是人体的常驻寄生真菌，普遍存在于皮肤和黏膜表面。任何年龄的人群都可能发生念珠菌感染，常见于小婴儿，也可见于口腔清洁不足、营养不良或长期应用抗生素或激素的儿童。当感染发生在口腔黏膜时，就是鹅口疮。

2.为什么会长鹅口疮？

引起鹅口疮的假丝酵母菌是口腔中一种正常微生物，普遍存在于皮肤和黏膜表面。它们通常与体内其他细菌和微生物相互抑制，和谐共存。湿热环境、菌群失调、人体局部或全身免疫功能受损时，都会使念珠菌过度繁殖，导致疾病。

3.孩子得了鹅口疮会不舒服吗？

鹅口疮表现为形状不规则的乳白色斑块，伴或不伴红斑状基底，不易拭去，擦去白膜后可见下方不出血的红色创面。鹅口疮可出现在嘴唇内侧、牙龈、颊黏膜、舌或咽喉后方。多数孩子得鹅口疮后无症状，严重者可能会有口腔灼热、疼痛不适、发红，进而导致出现进食和吞咽疼痛、口水增多、哭闹激惹的表现。较大儿童和成人可能会描述为味觉丧失、口腔中有含着棉花的感觉。

4.怎样治疗鹅口疮?

◇ 保持口腔碱性环境:因为白色念珠菌不喜欢碱性环境,所以,家长可以在喂奶前后用2‰碳酸氢钠清洁口腔,使得真菌不容易生长。

◇ 抗真菌治疗:免疫功能正常的儿童,可以用抗真菌的药物,如制霉菌素、氟康唑等,配成混悬液涂抹鹅口疮部位来治疗,通常需要持续用药至看不见白膜3～7天后;免疫功能低下的儿童或难治性鹅口疮,需要在专业医师指导下口服抗真菌的药物。

5.怎样判断是不是鹅口疮?

以下两种情况需要与鹅口疮鉴别:

一种是嘴巴里的奶块,可以用温开水漱口或棉签轻轻擦拭,如果是奶块就很容易被擦掉,而鹅口疮的白膜不易擦去,若用力擦去后会露出下面潮红且粗糙的黏膜。

另一种是孩子比较厚的舌苔,家长也可能误以为是鹅口疮。新生儿的唾液腺还不够发达,唾液的冲刷作用小,另外因为新生儿只喝奶,咀嚼和吞咽动作少,所以舌苔看起来比较厚,这是正常现象。一般较厚的舌苔在舌面中后部,而鹅口疮的白膜累及整个口腔,包括舌面、上颚及颊黏膜。

6.怎样预防鹅口疮?

预防的关键是保持良好的卫生习惯,家长应注意保持孩子的口腔卫生,定期消毒奶瓶、奶嘴、玩具等容易接触孩子口腔的东西。母乳喂养的妈妈要注意乳头的清洁与卫生。另外,家长要避免给孩子长期应用广谱抗生素,用激素类药物雾化后要及时漱口。当妈妈患有真菌感染时要及时治疗。

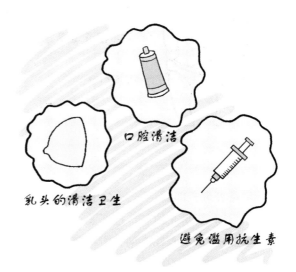

口腔清洁

乳头的清洁卫生

避免滥用抗生素

(寇妍)

新生儿脐炎

孩子在出生之前通过脐带与妈妈进行物质交换,出生后脐带被剪断结扎。结扎后的脐带残端会逐渐变黄、变干、变黑,最后脱落。但是如果在结扎脐带过程中消毒不严格,或者在脐带脱落前后消毒或护理不当,就容易引起脐带的细菌感染,导致新生儿脐炎。

1.为什么新生儿容易发生脐炎?

◇ 新生儿出生不久,多种微生物菌群可以在脐部定植。有研究显示,在新生儿出生数小时内脐部即可出现葡萄球菌及其他的革兰阳性球菌,随后出现的是肠道菌群。

◇ 脐带残端潮湿的失活组织,为细菌提供了一个绝佳的培养基。

◇ 脐带残端内含有血栓的血管,为细菌进入新生儿血流提供了入口。

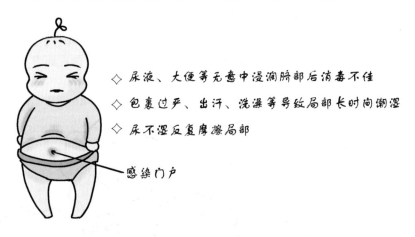

◇ 尿液、大便等无意中浸润脐部后消毒不佳
◇ 包裹过严、出汗、洗澡等导致局部长时间潮湿
◇ 尿不湿反复摩擦局部

感染门户

2.新生儿脐炎有哪些表现?

脐炎表现三部曲:

第一部:新生儿的脐带根部发红,脱落后伤口不愈合,脐窝湿润、流水,这是脐炎的最早表现,需注意的是有些脐带残端有少量分泌物(即使存在异味)可能是一种正常现象,应注意脐带根部有无发红的炎症表现。另外,感染会使脐血管血栓形成延迟,因此脐炎的脐带残端可以有血性的分泌物。

第二部:脐周变硬、发红,有压痛,脐窝有浆液脓性分泌物、带臭味,脐周皮肤红肿加重或形成局部脓肿。

第三部:慢性脐炎时局部形成脐部肉芽肿,为一樱红色小肿物突出,常常流黏性分泌物,经久不愈。

另外,脐炎患儿会有下图中的临床表现。

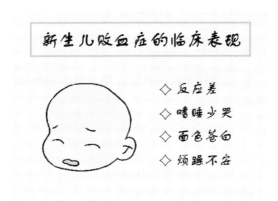

3.新生儿脐炎的危害有哪些?

新生儿免疫力低,脐炎发现晚或处理不及时,局部的感染就会扩散或使病原菌入血,从而发生腹膜炎、新生儿败血症,甚至化脓性脑膜炎等严重并发症。

4.如何预防新生儿脐炎?

家长做好断脐后的日常护理是预防脐炎发生最为有效的方法,具体护理措施如下:

◇ 孩子出生时脐带包扎带 24 小时后便可去除,以保持局部清洁、干燥,有利于脐带尽早脱落。

◇ 每天给孩子洗澡后,进行脐带的消毒处理:家长洗干净双手后捏起脐带,轻轻提起,用 75％的消毒酒精或碘伏棉棒,围绕脐带的根部进行轻轻转圈擦拭,将分泌物及血迹全部擦掉,每日 1 次即可。

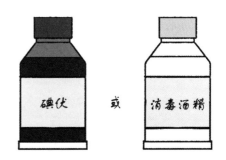

◇ 勤换尿布,保持脐部清洁干燥,尿布的折叠勿盖住脐部,避免尿便污染脐部。

◇ 脐带脱落后脐窝内常常会有少量清亮或淡黄色渗出液,这属于正常现象,此时可用棉签蘸碘伏或 75％ 的酒精清洁脐窝,并保持其干燥。注意不可使用龙胆紫、红汞等有颜色的药物,因为药物的颜色可影响脐部的观察;也不要用松花粉、爽身粉等粉状药物,因粉状异物的刺激可引起脐部慢性炎症而形成肉芽肿,不易愈合,也切忌往脐部撒"消炎药粉"。

5.哪些情况需就医治疗?

◇ 发现脐轮红肿、有脓性分泌物或分泌物有异味等感染征象。

◇ 脐带渗血不止。

◇ 孩子存在脐炎的同时,出现发热、反应差、呕吐拒食、面色晦暗或烦躁不安等全身表现。

◇ 脐炎经每日清洁护理无好转或有加重。

◇ 长时间护理不能自愈或粗大的脐茸。

新生儿脐带残端的脱落是一个自然过程,在此期间家长们只要做好日常护理,保持脐带残端的干燥、清洁即可。在脐带脱落的前后一段时间内,密切观察脐部情况,若出现感染征象或经久不愈要及时就医。

(刘志杰)

血管瘤

有些家长发现孩子皮肤上会出现红色针尖样的红疹,以为是虫咬或出血点,以为过一段时间就会自行消退,但过了一段时间却发现红疹不但没有消失,反而越来越大。这些皮疹是鲜红色的,高出皮肤表面,压一压还会褪色,其实这是孩子长的血管瘤。有人说孩子大了这些血管瘤就能自行吸收,还有些人说比较危险要激光去除。作为家长肯定着急又很茫然,那么下面就一起了解血管瘤的相关问题吧。

1.什么是血管瘤?

血管瘤是一种先天性的血管疾病,是婴幼儿最常见的血管良性肿瘤,在胎儿期其实就已经形成了,只是在生后即刻或者是生后数日、数月才被发现的一种常见皮肤肿瘤。

现在血管瘤的发病率越来越高,可达 4%～5%,白种人更常见,且以女性多见,男女发病比例为 1∶3～1∶5,低体重的早产儿发病率会更高,能达到 22.9%。

血管瘤具有自然病程,包括增殖期和消退期。往往在出生后几天至 1 个月内出现,早期表现为红色小斑点。在出生后的头几个月里快速增殖,达到其最终体积的 80%,成为一个或数个鲜红色或紫色、高出皮面、边界清楚、压之可褪色的斑片状皮损。缓慢增殖期可持续至出生后的 6～12 个月,1 岁后也可继续增殖,但不常见。孩子生后第一年的后期会逐渐进入自然消退过程,可持续 3～8 年甚至更长时间。血管瘤直径从几毫米到数厘米不等,位置可能浅表、较深或有深有浅(复合型血管瘤)。

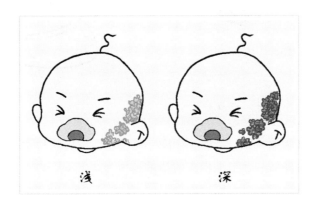

浅　　　　深

血管瘤可分为三类,即局限性(或局灶性)、节段性和多发性。

◇ 局限性血管瘤的边界清晰,似乎起自一个单独的病灶,不存在线性或几何图案样表现的证据。

◇ 节段性血管瘤常呈斑块状,并在一个特定的皮肤区域呈线性和(或)地图状分布。

◇ 多发性血管瘤大致定义为存在大于等于 5 个常为局限性的小血管瘤。

2.血管瘤会有什么危害?

血管瘤首要的危害就是影响美观。首先,血管瘤多发的部位为头面部,约占 60%,也有些会长在四肢躯干或者外阴等部位。其次,体积较大的血管瘤突出于皮面,或者长在一些间隙、褶皱,容易摩擦出汗的部位,很容易破溃、出血进而继发感染、疼痛,影响患儿的生活质量。还有一些生长部位特殊的血管瘤可能会造成器官功能障碍等更严重的并发症。例如,长在眼皮上的血管瘤,会影响视力或者是继续向深处生长影响视神经出现眼压高等症状；长在气道里会影响呼吸，出现声音嘶哑、喘鸣或呼吸困难等症状；耳部血管瘤可能会阻塞耳道，导致外耳道炎；舌、口腔或呼吸消化道血管瘤可能会在少数情况下影响进食、吞咽或讲话。

还有极少数的患儿会发生卡梅综合征，他们不单单长血管瘤，还伴随血小板减少，这属于全身的系统性疾病，当然这种情况很少见。

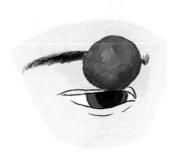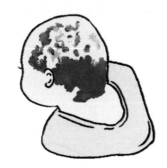

3.血管瘤该怎样治疗？

发现孩子有血管瘤时，需要带着孩子到正规医院皮肤科做检查，评估血管瘤的情况。医生评估后会根据检查的结果选择合适的治疗方法。目前，对位于重要部位且增大迅速的血管瘤应积极治疗，开始时间最好不晚于4周龄。首选β受体阻滞剂，如普萘洛尔、噻吗洛尔、卡替洛尔等，可以辅助激光治疗。

4.血管瘤的预后如何？

发现孩子长血管瘤，家长们先不要着急。血管瘤大部分都是良性的肿瘤而且生长都会比较缓慢，不会马上对孩子的健康产生极大危害。90%的血管瘤在患儿4岁前完全消退，并且大部分血管瘤在患儿3～4岁后不再显著改变。但是体积较大、生长迅速的血管瘤可能在消退后留下色素沉着、血管扩张、脂肪组织堆积和瘢痕。

（杨德娟）

湿疹

每当新手父母看到孩子原本光滑细嫩的身上长出了一片片小红疹,或两边脸颊发红,变得像凸凹不平的"红苹果"一样时,心里都会非常着急。"这是起湿疹了吗?我们要怎么办?"下面就带大家来了解一下湿疹的相关问题。

1.什么是湿疹?

湿疹通常指特应性皮炎,也被称为"过敏性皮炎""特异性皮炎"等,属于慢性复发性炎症性皮肤病,多发生在有食物过敏、花粉症、哮喘或过敏性鼻炎等过敏家族史的婴幼儿身上。湿疹患儿不仅会起红疹,还会瘙痒难耐、不得安睡。湿疹还会让孩子皮肤粗糙、增厚,形成瘢痕,严重者会起水疱,皮肤变硬出现裂伤。一项针对低龄婴儿湿疹的流行病学调查与治疗随访显示,42 天婴儿的湿疹发病率为 57.3%,不同季节发病率不一样,其中秋冬季发病率最高。

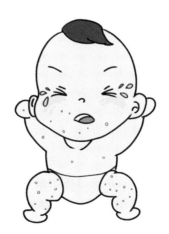

2.为什么会长湿疹?

目前认为婴儿湿疹是一种皮肤屏障功能障碍性疾病,病因尚不清楚,可能与下列因素有关:

◇ 内在因素:过敏体质、胃肠道功能紊乱、慢性感染、内分泌代谢障碍、皮肤屏障功能缺陷等。

◇ 外在因素:物理因素包括寒冷、湿热、机械摩擦的刺激;生物因素包括花粉、尘螨、毛织物造成的过敏;食物因素包括牛奶蛋白、花生、化学因素过敏等。

其中小婴儿长湿疹的最常见原因是皮肤干燥。当皮肤表面干燥或皮脂腺分泌不足时,皮肤的自然抵抗能力下降,容易受到刺激引起湿疹发作,故婴儿湿疹在秋冬季节发生率比较高。

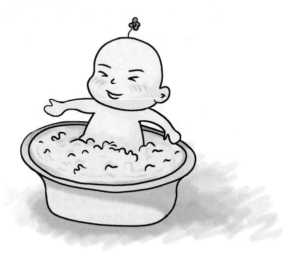

3.应该怎样护理湿疹患儿?

◇ 清洁和洗浴:建议洗浴温度在 35～37 ℃,洗浴时间 5～10 分钟;推荐使用低敏无刺激的洁肤用品,其 pH 值最好接近正常表皮 pH 值(约为 6);洗浴频度以每日或隔日 1 次为宜。

◇ 选用合适的护肤品:①使用时机:每次洗澡后全身擦干,在 5 分钟之内全身抹上润肤品,锁住身体表面的水分。全身使用润肤剂 15 分钟后再使用激素软膏疗效更佳,并且可减少外用激素的总体用量。②使用频率:12 小时 1 次或按需使用。③使用剂量:秋冬季使用润肤膏,春夏季使用润肤霜。最新版欧洲的特应性皮炎治疗指南中推荐儿童保湿剂的用量可达 100 克/周。

◇ 选择舒适的衣服:避免穿质地硬或有刺激性的衣物(如羊毛或编制粗糙的衣物),而是以棉布为宜,衣服宽松,不穿盖过多。

◇ 处于良好的环境:①避免各种机械、化学物质刺激,如搔抓、摩擦,毛织物、酸性物质、漂白剂等,及时清除汗液对皮肤的刺激。②避免过度干燥和高温等刺激,适宜居住温度为 18～22 ℃。③控制环境中的致敏物,如尘螨、动物皮屑、花粉等。

◇ 保持良好的饮食习惯:注意观察进食反应,避免食入致敏食物;除非明确食物和皮疹之间的因果关系,否则不推荐盲目避食,过度避食可导致营养不良。

4.如何治疗湿疹?

若在家进行基础护理的效果不好,或孩子湿疹面积较广、瘙痒严重,影响睡眠,建议到正规医院就诊,在专业医生指导下用药。

(1)外用激素

◇ 外用激素制剂是治疗特应性皮炎的一线用药。

◇ 种类:尽可能选择中、弱效的外用激素,尤其是薄嫩部位应避免使用强效外用激素。面颈部易吸收外用激素,故应短期使用,并逐步减量或与外用钙调神经磷酸酶抑制剂交替使用。

◇ 用法:激素类药膏一般仅需每日涂抹 1~2 次,涂抹面积不能过大,用量<30 克/月。身体不同部位需要的剂量最好按"指尖单位"来计算(从一个药膏管内挤出一段从食指第一指间关节横线至指尖长度的药量,可覆盖两个手掌大面积)。全身使用面积不要超过体表面积的 1/3。

◇ 疗程:家庭自行护理湿疹时,激素药膏使用时间以 5~7 天为宜,若 7 天后湿疹症状没有改善,要及时就医,以评价病情和调整用药。在医生或药师的指导下,激素药膏的使用时间可以适当延长,但要严格遵医嘱使用。

(2)其他药物

◇ 抗组胺药:若孩子瘙痒明显,需联合使用抗组胺药物,如西替利嗪、氯雷他定。

◇ 抗生素软膏:若孩子皮肤已被抓破皮了,则建议用百多邦或红霉素软膏,但需与激素药膏间隔半个小时涂抹。

虽然,目前对于湿疹尚无有效的根治方法,但是从正确护理、保湿润肤、避免刺激因素、确定和避免特异性诱发因素等基础治疗入手,根据疾病的严重程度给予阶梯式治疗模式,就能够很好地控制病情,皮疹会在几个月或几年后消失。

(刘志杰)

脂溢性皮炎

有些孩子头上会有"头垢",有些孩子前额、眉心、鼻颊沟会有一些圆形的红斑,其边界清楚,上面伴有鳞屑,严重的可见油腻的黄色的乳痂。下面就带大家来了解一下吧!

1.什么是脂溢性皮炎?

婴儿脂溢性皮炎是在皮脂溢出基础上的一种慢性炎症,好发于皮脂腺丰富部位,可能是新生儿受母亲雄性激素的影响,使皮脂腺分泌功能旺盛所致,好发年龄为 3 周至 12 月龄。据报道,不满 1 个月的婴儿中约 10% 有脂溢性皮炎,3 月龄时患病率达到峰值(70%)随后数月患病率稳定下降,此病累及约 7% 的 1~2 岁儿童。

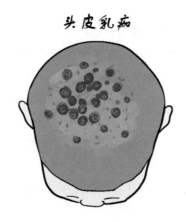

头皮乳痂

2.脂溢性皮炎有哪些表现?

婴儿脂溢性皮炎的皮损特征是在红斑基础上覆盖有油脂样的黄色鳞屑,伴轻微的瘙痒,最常见的部位是面部、头皮和尿布区,皮肤弯曲褶皱处(如耳郭后沟、颈部、腋下及腹股沟褶皱处)也可见。深肤色的患儿常出现皮肤色素减退,严重病例可发生皮肤皲裂进而继发感染。

3.怎样治疗脂溢性皮炎?

婴儿脂溢性皮炎有自限性,可在数周至数月内自行消退。因此,一般初始采取保守治疗,给予简单的皮肤护理。

◇ 关于头皮乳痂的治疗:在头皮上涂抹润肤剂(白凡士林、植物油、矿物油和婴儿油)以松解鳞屑(必要时保留过夜),用不含药物的温和婴儿洗发水洗头,随后用软刷(如软毛牙刷)或细齿梳去除鳞屑,每日 1 次。

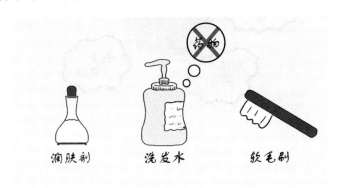

润肤剂　　　　洗发水　　　　软毛刷

如果孩子皮炎的范围比较广,以上治疗没有效果,则要在上述护理的基础上给予含有 2% 酮康唑的乳膏或洗发水,每周 2 次,持续 4 周;炎症明显时可加用弱效的糖皮质激素(1% 氢化可的松软膏)每日 1 次,持续 1 周。

◇ 头皮以外区域的脂溢性皮炎的治疗:使用 2% 酮康唑乳膏或弱效外用的糖皮质激素(1% 氢化可的松软膏)涂抹,每日 1 次,持续 1 周。确诊脂溢性皮炎的婴儿,可能需要间歇性的治疗,因为脂溢性皮炎会在数周或数月内反复发作并最终消失。

4.如何预防新生儿出现乳痂?

◇ 坚持洗头:新生儿出生后,家长要坚持给其洗头,重点清洗易生乳痂的头顶部。乳痂的基底中心多半是囟门,只要动作轻柔,不会给孩子带来伤害。家长可以用手心轻轻揉洗,再用纱布和温水轻轻洗净。如果有少许乳痂,在洗澡前可涂些婴儿油。洗头时注意动作应轻柔,不要用指甲硬抠孩子的头皮,更不要用梳子用力刮,以免损伤头皮引起感染。

◇ 调整母婴饮食:哺乳妈妈多吃富含维生素和生物素的食物,如肝脏、坚果、肾脏、蛋黄、豆类、鱼类等,少吃油腻食物。

◇ 修剪头发:孩子头发过长容易导致乳痂堆积,不便于清除,最好给孩子剪短发,这样护理起来方便。

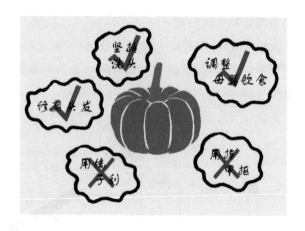

（刘志杰）

新生儿结膜炎

正常情况下新生儿眼睛可以有少量分泌物,呈透明或是白色,一般小米粒大小。而有的孩子出生后不久,双眼会出现很多黄白色分泌物,有人认为这是孩子"上火"的缘故,于是采取了各种不必要的措施,甚至对新生儿最好的喂养方式——母乳喂养也有了怀疑。实际上,这很可能是因为孩子存在新生儿结膜炎、泪囊炎等问题。

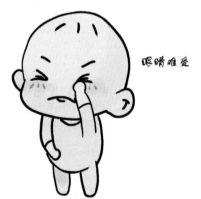

眼睛难受

1.新生儿结膜炎是怎样发生的?

引起新生儿结膜炎的病原菌主要是各种细菌和衣原体,最常引起结膜炎的细菌依次为金黄色葡萄球菌、流感杆菌、淋球菌、链球菌、肺炎球菌、大肠杆菌等。引起新生儿结膜炎的衣原体称为沙眼衣原体,而新生儿期病毒性结膜炎则较少见。

2.怎样预防和治疗新生儿结膜炎?

预防新生儿结膜炎,应强调孕妇规律诊治淋病或非淋菌性阴道炎和尿道炎,而对于已患结膜炎的新生儿,应给予眼药水滴眼治疗(需在专业医生指导下

用药）。新生儿期常用的眼药水为妥布霉素眼药水,具体应用步骤如下:

第一步:清除孩子眼部分泌物前,家长一定要用流动的清水将手洗净。

第二步:把消毒棉签用生理盐水浸湿(以不往下滴水为宜),轻轻擦洗孩子眼部的分泌物。

第三步:如果孩子睫毛上的分泌物较多,可用消毒棉球浸湿生理盐水湿敷一会儿,再换用另一个湿棉球从眼内侧向眼外侧轻轻擦拭,一次用一个棉球,用过的就不能再用,直至擦干净为止。

用眼药水滴眼时,家长手持眼药瓶,另一只手将下眼皮向下拉,将药水滴入孩子的结膜囊内,注意尽量不要使药瓶口碰触孩子的睫毛,每次1滴即可。滴后家长可用手指按压内眼角3~5分钟防止药水流入孩子的鼻腔,若双眼均需滴药,应先滴病情较轻的一侧,再滴病情较重的一侧,避免交叉感染。滴完一只眼后,最好间隔3~5分钟,再滴另一只眼。

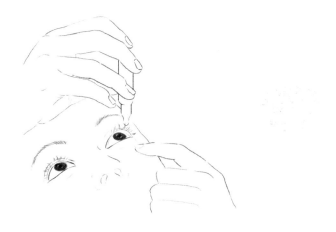

如果宝宝反复一侧眼睛出现分泌物或是流眼泪,而且经常"泪汪汪"的,需注意新生儿泪囊炎。

3.泪囊炎的病因是什么?

泪囊炎的病因是由于鼻泪管下端开口处的残膜在发育过程中不退缩,导致鼻泪管不通。正常分泌的湿润眼球的泪液不能进入鼻腔,而积存在眼睑中,因此眼睛看上去总是泪汪汪的。当泪液和细菌积存在泪囊中而引起炎症时,即是泪囊炎,主要的临床表现是溢泪,有少许黏液脓性分泌物,泪囊局部稍隆起,内眦部皮肤有时充血或出现湿疹,压迫泪囊区有黏液或是黏液脓性分泌物溢出,一般结膜充血轻微。

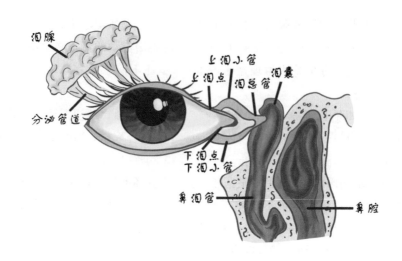

4.得了泪囊炎该怎样治疗呢?

一旦怀疑孩子得了泪囊炎,建议及时去医院就诊以明确诊治。一般在泪囊

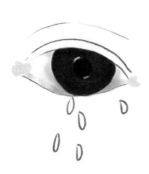

炎初期,家长可用拇指按摩孩子的泪囊区,并向鼻泪管方向推压,直到无分泌物溢出。若孩子 3～4 月龄时仍然未改善,可进行泪道冲洗或泪道探通手术。

此外,一些孩子反复出现眼睛分泌物增多,需注意过敏因素;还有一些孩子眼睛分泌物增多则是上呼吸道感染卡他症状的表现之一,故出现眼睛分泌物增多,还需仔细甄别,如不能明确,需及时去医院就诊,以免耽误诊治。

(曲鹏)

"斗鸡眼"

1.新生儿为什么会有"斗鸡眼"?

有些家长会发现孩子有"斗鸡眼",即看正前方时眼睛目光向内偏斜。其实,这些大多数属于正常现象,正常新生儿视功能发育尚不完善,追视及眼球运动不协调,一般需要 4 个月以上才逐渐稳定。有些家长发现较大的婴儿也会出现"斗鸡眼"现象,这是什么原因呢? 这是因为有些孩子鼻梁较宽,或者内眼角处有赘皮,叫作内眦赘皮。据统计,真性斜视的发生率为 $2\%\sim4\%$,因为婴幼儿查体往往不合作,需要眼科有经验的医生检查才能确诊。

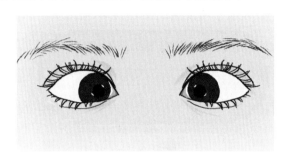

2.如何进行斜视检测?

遮盖试验是用于检测显性斜视最重要的试验之一。测试时,让孩子注视远处或近处的目标。检查者短暂地遮盖孩子的一只眼,同时观察其另一眼的运动。如果孩子眼位正常(正位),则无论遮盖哪只眼都不会观察到另一只眼运动。如果儿童之前的注视眼被遮盖后,其另一只未被遮盖眼发生移动以再注视目标,则为显性斜视。每只眼都要重复检测,如果发现显性斜视,应将孩子转诊至小儿眼科。

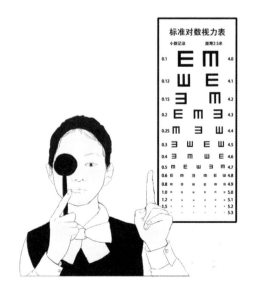

(曲鹏)

抽风

很多新手爸妈发现孩子可能突然出现抖动,会怀疑是不是抽风了,担心孩子存在脑部疾病。下面大家就一起来了解一下关于新生儿抖动的相关问题。

1.新生儿遇到刺激后为什么会快速抖动四肢?

这是因为新生儿,尤其是早产儿遇到声音或突然抱起等外界刺激时,肢体会快速颤抖,有些孩子也可见到踝部、膝部和下颌的抖动。新生儿的大脑发育不成熟,遇到刺激后产生的信号主要以兴奋性的为主,且大脑的神经元的髓鞘化尚未完成,容易出现泛化。这就好比一团电线,外面没有绝缘胶,一个地方放电,就会很快传递到其他地方。

2.新生儿安静睡眠时的快速抖动是怎么回事?

正常足月的孩子一天之内存在安静睡眠(也叫深睡状态)、活动睡眠(也叫浅睡状态)、瞌睡状态、安静觉醒、活动觉醒及哭闹六种生理状态。

然而当孩子由觉醒状态进入睡眠状态时,有时会出现睡眠—觉醒转换障碍,也就是说一种睡眠模式向另一种睡眠模式转换时,发生了障碍,所以表现为肢体突然的抖动。除此之外,有时伴有坠落感,似在梦境或有闪烁感。这是一种生理现象,多发生在孩子缺觉或情绪紧张时,可发生在任何年龄。

3.如何简单判断新生儿是自发的抖动还是抽风呢?

一般情况下,新生儿发生自发抖动时,动作是柔和的、连贯的,并且会被其他运动所终止。例如,家长可以通过改变新生儿的体位或者轻轻握住其抖动的肢体而停止他们的抖动。然而,抽风的动作一般是刻板、僵硬的,握住抖动的肢体后仍会有抽动。如果自己不能判断,可在孩子发作时保留影像资料,然后带孩子就医。

4.新生儿出现抽风该怎么办?

大多数情况下新生儿抽风往往是一过性的,持续数秒,一般不超过 5 分钟。对于短暂抽风的新生儿,家长可保留其影像资料,到相应的新生儿专家或小儿神经科专家处就诊,行脑电图及相关影像学检查。

对于抽风持续不缓解的孩子,家长应保持镇定,将孩子侧卧位以防止口腔分泌物误吸,同时拨打"120"急救电话。家长应观察孩子的面色、有无意识反应、肢体是否僵硬,记录发作时长,并尽最大可能保留孩子发作时的影像资料。

（宋延婷）

喘鸣

在日常生活中,家长经常发现有些孩子的"喘气声"很大,睡觉的时候有"呼噜声",吃奶时有"吱吱声",一不留神还会呛着,这是怎么回事呢？这种现象被称为先天性喉喘鸣,又叫"先天性喉软化症"。

1.什么是先天性喉软化症？

孩子出生后,他们的喉部软骨发育得还不是特别好,导致吸气的时候出现喉组织的塌陷或阻塞,使喉腔变窄,气流经过变窄的喉腔引起喉鸣声。

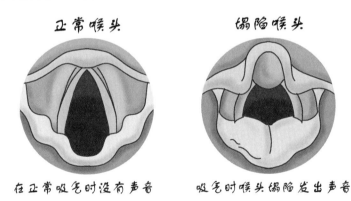

正常喉头

在正常吸气时没有声音

塌陷喉头

吸气时喉头塌陷发出声音

2.先天性喉软化症有哪些特点？

患先天性喉软化症的孩子出生时一般没有喘鸣,生后数周内出现喘鸣,喘鸣音是间断的、低音调的。孩子安静时喘鸣不明显,常在吃奶、活动或睡眠时较为明显,喉软化严重的孩子哭泣时最响。多数患儿的全身情况较好,哭声无嘶哑。

3.为什么孩子会得先天性喉软化症？是缺钙吗？

先天性喉软化症病因尚不清楚,并且和缺钙没关系,故不需要补钙！只需要正常剂量补充维生素 D 即可。

4.孩子出现了喉喘鸣应该怎么办?

如果孩子出现喉喘鸣声,应及时就诊,医生通过临床表现及相关检查进行诊断。

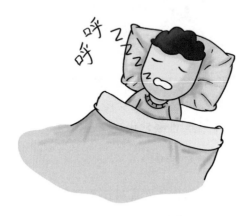

5.喉喘鸣能治好吗?

大部分喉软化症的患儿,喘鸣音在 4～8 月龄时最响,到 12～18 月龄时缓解,症状不重的先天性喉喘鸣一般至 2～3 月龄即能自愈。

6.如何护理先天性喉软化症的患儿? 什么时候需要去医院?

◇ 喂奶时可以适当停顿,让孩子休息,缓解呼吸不畅;喂奶后及时拍嗝,并竖抱 15～30 分钟。

◇ 先天性喉软化症的患儿容易合并胃食管反流,应将其放置在 30°倾斜的床上,取左侧卧位。

◇ 对于喂养状况和生长均良好,仅存在间断性轻度喘鸣的孩子,可常规补充维生素 D,定期体检,注意监测生长发育情况。

◇ 对于有明显喘鸣,同时出现吐奶严重、进食易呛咳、进食困难、呼吸费力、生长迟缓、反复呼吸道感染、声音嘶哑等问题的孩子,需要及时就医。

(宋延婷)

隐睾

新生儿出生后,很多家长会发现孩子的"蛋蛋"比较小,有的甚至两边不一样或者里面没有"小蛋蛋"! 那么孩子的"蛋蛋"去哪儿了呢? 别着急,这种情况在医学上称为"隐睾"。

1.什么是隐睾?

隐睾,顾名思义就是隐匿的睾丸。也就是说孩子其实有睾丸,但是不在阴囊内。患儿表现为阴囊或半边阴囊空虚或阴囊严重皱缩。

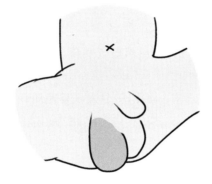

2.隐睾是怎么形成的?

在胎儿时期,孩子的"蛋蛋"是在腹腔内的,随着胎龄的增长,孩子的"蛋蛋"会逐渐由腹腔内下降到阴囊内。然而,有些孩子在这个下降的过程中出现了障碍,没有如期下降到阴囊内,那么,就会形成隐睾。

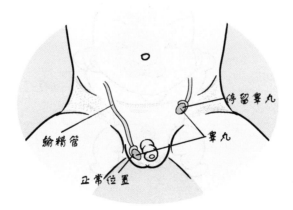

3.隐匿的"蛋蛋"会有哪些问题呢？

◇ 隐匿的"蛋蛋"往往会伴随着鞘状突的不闭合，也就是阴囊与腹腔相通，那么腹腔内的肠管就会进入阴囊，形成腹股沟疝。如果肠管卡在了进入阴囊的口处，就会有肠管坏死的风险。

◇ "蛋蛋"的茁壮成长是需要一定的环境和温度的。阴囊以外的高温环境可以影响"蛋蛋"的精子产生，使精液质量变差，导致成年后生育力低下。

◇ 没有降到阴囊里的"蛋蛋"易发生扭转，导致"蛋蛋"缺血坏死，且容易发生恶变。

◇ 位置异常的"蛋蛋"更容易受到外界的挤压，造成创伤。

4.孩子生下来双侧都有"蛋蛋"，是不是就不存在隐睾的问题了？

不是的，有些孩子的"蛋蛋"虽然已成功降至阴囊内，但是在青春期前的任何年龄阶段"蛋蛋"都有可能"上升"到阴囊外。所以，在孩子生长发育过程中家长需要注意有无获得性隐睾的可能，一旦发现要及时找专业的医师诊治。

（宋延婷）

脐疝

很多家长会发现孩子肚脐上有时候会凸出来一个软软的包块，哭闹时明显，可以按下去，但是很快又出来了。这是怎么回事呢？原来是发生了脐疝。

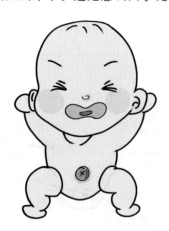

1.新生儿为什么会有脐疝呢?

这是因为新生儿的脐部发育比较薄弱,当其哭闹、咳嗽导致腹压升高时,腹腔内的肠管等内容物通过薄弱的脐部突出到腹外形成一个包块,这个包块就是脐疝。

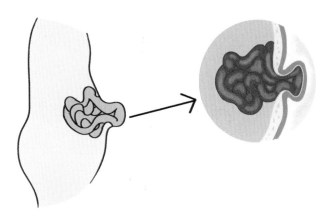

2.新生儿脐疝需要治疗吗?

大部分脐疝是可以自然消退的,但是有些脐疝不能消退,有时会发生嵌顿,或者绞窄。

3.什么情况下需要去医院进行手术干预呢?

◇ 疝环非常大的患儿。

◇ 在1年左右的观察期间疝环没有缩小的患儿。

◇ 在成长过程中因存在脐疝导致异常心理或行为问题的患儿。

◇ 患儿哭闹不止、脐部包块变硬,不能推回腹腔,一碰患处就哭得更厉害;包块颜色改变,变紫、变红,患儿精神状态不好,就需要去医院找小儿外科医师诊治。

(宋延婷)

疝气

有的新生儿大腿根部有时会鼓出一个包,特别是在哭闹的时候;还有的新生儿阴囊里有时会多出一个包块,这是怎么回事?原来这就是腹股沟斜疝和鞘膜积液,俗称"疝气"。

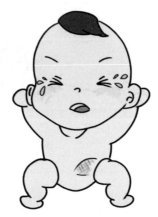

1.腹股沟斜疝和鞘膜积液是怎样形成的?

这还得从胎儿时期说起,最开始腹腔和阴囊是相通的,腹腔是有腹膜围绕而形成的。所以,最开始阴囊内也有腹膜,然而随着睾丸的降入,腹膜开始闭锁,断开腹腔与阴囊之间的通路。不过,闭锁之路不一定是一帆风顺的。若在闭合的过程中出现闭锁障碍,就会形成疝气。如下图所示,如果闭合不完全,仅腹腔的液体能通过,那就形成了鞘膜积液,表现就是阴囊内有一包"水"。如果闭合的程度比较轻,肠管也能通过,那就形成了腹股沟疝,在大腿根区或阴囊内可以摸到肠管。

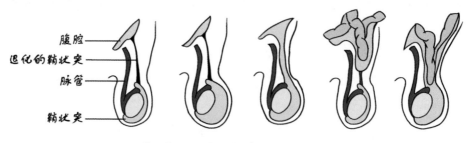

正常　睾丸鞘膜积液　交通性鞘膜积液　　腹股沟疝

2.发现腹股沟斜疝和鞘膜积液后家长该怎么办呢?

◇ 一般情况下,部分腹股沟疝和鞘膜积液有自愈的可能。如果孩子 6 月龄不能自愈,可就诊于小儿外科。

◇ 对于同时有腹股沟斜疝和隐睾的孩子,应尽早去小儿外科就诊。

◇ 孩子出现烦躁、哭闹,或者出现呕吐、腹胀,腹股沟区的包块坚实,不能还纳,皮肤红肿的时候,应及时去小儿外科就诊。

（宋廷婷）

髋关节发育不良

很多家长在日常生活中会发现孩子有臀纹不对称的情况,由此引起焦虑和恐慌,那么臀纹不对称究竟是髋关节发育不良还是其他原因呢？下面就来认识一下什么是髋关节发育不良。

1.什么是髋关节发育不良?

发育性髋关节发育不良,曾被称为先天性髋关节脱位。该病发生在患儿出生时或发育过程中,若畸形发育的髋关节得不到及时有效的矫正,可出现步态异常、骨性关节炎、脊柱侧弯和肢体残疾,严重影响孩子的生活质量和生长发育。

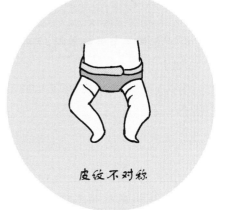

皮纹不对称

2.髋关节发育不良是怎样形成的?

发育性髋关节发育不良的确切病因尚不明确,但是发病有其内在诱因和外在诱因。内在因素包括关节韧带松弛、基因缺陷(家族史)、原发髋关节发育不良等。外在诱因包括臀位产、第一胎、羊水过少等。新生儿或婴幼儿绑腿或者强迫性的腿伸直的襁褓方式与发育性髋关节发育不良有关。如果孩子存在先天性肌性斜颈或足部畸形,也可使发生发育性髋关节发育不良的概率增加。

3.如何判断孩子是否为髋关节发育不良?

◇ 髋关节发育不良的临床表现主要包括臀纹不对称、髋关节弹响、双下肢不等长、髋关节外展受限、双下肢活动不对称等。

◇ 检查孩子髋关节时可以发现:牵拉患侧下肢,可在患侧髋关节处听到弹响声或者触及弹响感,双下肢不等长,双侧膝部不等高。

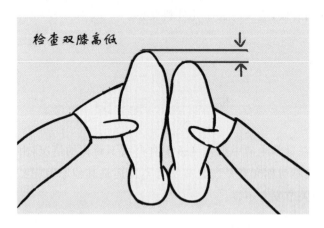

◇ 患侧髋关节外展受限,屈曲髋关节、膝关节外展时,两侧肢体外展幅度相差 20°以上。

◇ 与同龄儿童相比,患儿可能出现走路晚、步态异常,如走路时左右摆动像小鸭子一样。

4.如何预防发育性髋关节发育不良?

因该病病因不明,所以目前尚无真正的预防措施。但一些相关因素可导致该病,故不提倡蜡烛包绑腿,而应让新生儿的双下肢自由,自由抱或者叉开腿抱。

(宋延婷)

"来自星星的孩子"

1.什么是自闭症?

自闭症,又称"孤独症",是发病于婴幼儿时期的精神发育障碍性疾病,以社会交往障碍、交流障碍、活动内容和兴趣局限、刻板重复的行为方式为基本特征,多数患儿伴有不同程度的精神发育迟滞。这样的孩子通常被称为"来自星星的孩子"。由于自闭症患病率呈逐年上升趋势,自 2008 年起,联合国确定每年的 4 月 2 日为"世界自闭症日"。

2.自闭症患儿的早期症状有哪些?

自闭症患儿的早期症状可以总结为"五不":
◇ 不看:不对视不交流。
◇ 不应:对父母的呼唤声没有回应。
◇ 不指:没有用手指指物的动作。
◇ 不说:语言发展缓慢或语言交流困难。
◇ 不当:不能恰当使用物品及感知异常。

3.自闭症能否治愈?

自闭症无法治愈,若治疗得当可以改善症状。早发现、早诊断、早治疗对于改善患儿症状、预防并发症极其重要。

(孙瑾)

妈妈孕期血糖高会影响孩子吗?

近年来,随着人们生活水平的提高,糖尿病的发病率呈逐年上升的趋势。2%～3%的孕妇合并糖尿病,其中 90%属于妊娠期糖尿病。糖尿病孕妇所生新生儿因受其影响可能会发生较严重的疾病,需要引起大家的重视,下面就一起了解下孕妇血糖升高会对孩子造成什么影响吧。

1.糖尿病孕妇的孩子可能会得哪些疾病?

一般,将孕前糖尿病或妊娠期糖尿病母亲所生的婴儿称为糖尿病母亲婴儿。糖尿病母亲婴儿可能发生的疾病有巨大儿、新生儿低血糖症、新生儿呼吸窘迫综合征、围生期窒息、新生儿红细胞增多症、新生儿高胆红素血症、肥厚性心肌病、产伤、先天性畸形、肾静脉血栓等。

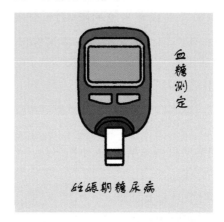

2.为什么会发生这些疾病?

糖尿病母亲孕期血糖升高会引起胎儿高血糖,进而导致胎儿高胰岛素血症及新生儿低血糖。高胰岛素血症会导致新生儿低血糖,也会使胎儿代谢率升高,可能会导致胎盘无法满足增加的代谢需求,进而导致氧耗增加和胎儿低氧血症,使得促红细胞生成素合成增加及体内铁分布改变,导致红细胞增多症,而铁的重新分布又导致发育中的器官出现铁缺乏,这可能会促成心肌病和神经发育改变。此外,高胰岛素血症还会造成肺成熟的受损或延迟,导致新生儿出现呼吸困难。糖尿病母亲会输送过量的营养素给胎儿,导致胎儿生长加快,从而引起巨大儿或大于胎龄儿。由于胎儿巨大,很容易造成分娩困难,从而发生新生儿窒息、锁骨骨折、颅内或内脏出血、臂丛神经损伤等。所以,糖尿病母亲的婴儿发生先天畸形、死亡和并发症的风险均增加。

妊娠期间的糖尿病与胎儿或新生儿的患病风险增加有关,也与后代远期并发症的风险增加有关。因此,为有效减少糖尿病母亲婴儿的发生率,孕前咨询及孕期母亲血糖的控制管理是关键。

3.为什么糖尿病母亲婴儿反倒容易发生低血糖?

糖尿病母亲血糖高,葡萄糖将通过胎盘进入胎儿,刺激胎儿的胰岛 β 细胞增生肥大,造成胰岛素分泌增加,发生高胰岛素血症。随着生后脐带的结扎,母体提供的葡萄糖来源突然中断,而胰岛素水平仍然较高,所以孩子出生后可能会发生低血糖。因此,糖尿病母亲婴儿生后应尽早喂养,并注意动态监测血糖,若血糖有异常,则需要转入新生儿重症监护室进行干预治疗。

4.为什么糖尿病母亲婴儿容易发生呼吸困难?

糖尿病母亲婴儿出生后可能会出现呼吸困难,有气促、呻吟、发绀等表现,主要是因为高的胰岛素水平会抑制糖皮质激素的分泌,而糖皮质激素能够促进肺表面活性物质的合成和分泌,因此糖尿病母亲婴儿的肺发育会受影响,进而导致发生新生儿呼吸窘迫综合征。如果孕期能够很好地控制血糖,加上产前糖皮质激素的应用能够促进胎肺成熟,新生儿呼吸窘迫综合征的发生率可明显降低。若糖尿病母亲婴儿生后出现呼吸困难表现,则需要转入新生儿重症监护室进行监护治疗,并可能需要呼吸机支持及肺表面活性的物质替代治疗。

5.为什么医生会建议糖尿病母亲婴儿做心脏超声检查?

糖尿病母亲会导致胎儿出现高血糖和高胰岛素血症,从而使得胎儿糖原、蛋白质及脂肪的合成增加,心肌细胞发生增生和肥厚,因此孩子出生后进行心脏超声的检查可以帮助发现无症状的心肌病。

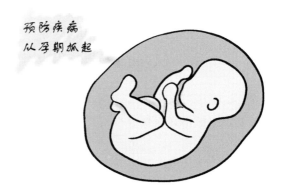

（寇妍）

妈妈患有妊娠期高血压疾病会影响孩子吗?

1.什么是妊娠期高血压疾病?

妊娠期高血压疾病也叫"妊高症",是产科的常见疾病,占所有孕妇的5％～10％,它包括妊娠期高血压、子痫前期、子痫、慢性高血压并发子痫前期以及慢性高血压。妊高症一般发生于妊娠20周后,多见于初产妇、高龄产妇、多胎妊娠、肥胖、羊水过多的孕妇,其主要症状有高血压、蛋白尿、水肿等,病情严重者可能出现昏迷、抽搐等表现,重要器官功能也会受影响。妊高症会严重影响母婴健康,是导致孕产妇和围产儿病死的主要原因,是孕产妇死亡的第二大原因。

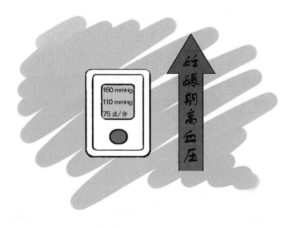

2.妊高症会对胎儿或新生儿造成哪些影响?

◇ 胎儿生长受限、围产儿死亡、宫内窘迫:妊高症会导致孕妇全身小动脉痉挛,使得有效循环血量变少,从而导致子宫胎盘的血流量减少,影响胎儿对营养物质的摄取,使得胎儿处于慢性缺氧的状态,导致胎儿宫内生长受限,严重者可能会导致死胎、死产或新生儿窒息。因此,患有妊高症的孕妇一定要做好胎儿生长发育情况监测。

◇ 血小板减少症:大多还伴有中性粒细胞减少,和慢性宫内缺氧有关。

◇ 早产:妊高症是早产儿的常见原因之一。大多是医源性早产,少部分是自发性早产。医源性早产是因为孕妇的高血压难以控制或出现严重并发症,需要及时终止妊娠,因此患有妊高症的母体需要和胎儿之间找到一个最佳平衡点来终止妊娠。

◇ 胎盘早剥：胎盘早剥是引起围产儿死亡的重要原因之一，是因为子宫底蜕膜层小动脉粥样硬化，毛细血管缺血坏死而破裂出血，血液流到底蜕膜层，使得胎盘从子宫壁剥离引起胎盘早剥。严重的胎盘早剥会导致胎死宫内。胎盘早剥会导致胎盘急性血供中断，从而引起新生儿贫血、新生儿窒息、缺氧缺血、酸中毒等，进而造成新生儿缺氧缺血性脑病和多脏器损害、失血性休克等。同时，胎盘早剥后胎盘组织损伤释放的组织凝血活酶进入胎儿循环，激活外源性凝血系统，进而导致新生儿弥散性血管内凝血的发生。一旦发生胎盘早剥，需要立即终止妊娠，也会导致早产。

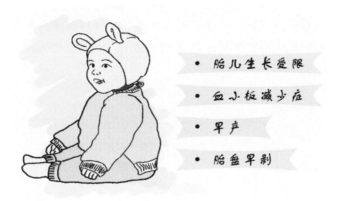

- 胎儿生长受限
- 血小板减少症
- 早产
- 胎盘早剥

妊娠期高血压疾病会严重影响胎儿及新生儿的健康，其疾病严重程度与新生儿的预后直接相关。因此，准妈妈们孕期一定要定期保健，按时监测，及早发现，积极干预，这样才能保证自己身体的健康，同时也更好地为孩子保驾护航。

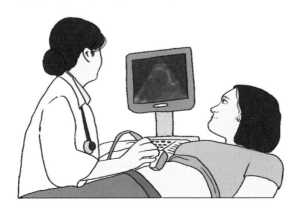

（寇妍）

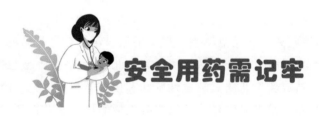

安全用药需记牢

新生儿不是成人的缩影,有其特殊的生理特点,药物吸收、分布、代谢和排泄与成人不同。新生儿特别是早产儿,脏器功能发育不全,酶系统发育尚未成熟,药物代谢及排泄速度慢。不能将成人的药理学资料直接拿来应用。临床用药方面要充分考虑其发育不成熟的生理特点,严格掌握用药指征,谨慎合理用药。

益生菌

1.什么是益生菌?

近几年"益生菌"三个字越来越受到大众青睐,大大小小的超市里总能找到一款"本品特添加益生菌"的标语。那益生菌到底是什么,大家真的吃对了吗?它到底对人体有什么好处呢?

简单来说,益生菌是对人体有益的活性微生物,也就是有益菌。益生菌是通过定植在人体内,改变宿主某一部位菌群组成的一类对人体有益的活性微生物。通过调节人体黏膜与系统免疫功能或通过调节肠道内菌群平衡,促进营养吸收,从而产生有利于健康作用的单微生物或组成明确的混合微生物。有针对性的益生菌调节可以帮助缓解便秘、减轻腹泻、促进睡眠、改善情绪,对血糖、血脂、尿酸等代谢物质产生有益改善。

2.益生菌有什么作用?

在人体中,尤其是消化道中生活着上亿的细菌,种类多达800余种。越来越多的研究发现,这些肠道菌群不仅具有非常鲜明的个性化特征,还与人体的健康息息相关,那么益生菌有什么作用?

第一,益生菌在肠道内广泛分布和迅速增殖,形成保护菌膜,从生存空间上排挤致病菌。

第二,益生菌代谢产物可抑制致病菌生长。

第三,益生菌可刺激人体肠道分泌免疫因子,从而提高人体的免疫力。

第四,益生菌在代谢中分泌的短链脂肪酸可促进肠道的蠕动。

第五,益生菌在肠道内的增殖及代谢产物提高了肠腔内的渗透压,使肠道内保持了水分。

3.服用益生菌时,需要注意的事项有哪些?

◇ 用法方面:需温水或温牛奶送服(不超过 40 ℃),避免水温过高,影响益生菌活性;颗粒剂冲泡后尽快服用,最迟不能超过半小时。

◇ 用量方面:多数益生菌的说明书对不同年龄的用量有具体的说明,使用时参考说明书的用量,不要自行调整用量。

◇ 服用时间:通常建议饭后半小时服用,但肠溶胶囊应在饭前半小时或饭后 2 小时服用。

◇ 服用疗程:为避免产生耐药现象,建议服药至症状好转后 1～2 周,这样能更好地调理肠胃菌群。

◇ 合用药物:应避免与以下药物联合使用,如必须联合使用应至少间隔 2 小时:常用制酸药(包括奥美拉唑、雷贝拉唑、泮托拉唑及雷尼替丁等)、抗菌药物(头孢菌素、左氧氟沙星、莫西沙星等)、枸橼酸铋钾、蒙脱石散、医用活性炭等能抑制、吸附、杀灭或减弱益生菌疗效的药物。建议先服抗菌药物,再服用益生菌制剂,以保证益生菌活性发挥作用。

◇ 保存方法:益生菌制剂最佳保存温度为 2～8 ℃。只有少部分可常温保存,保存方法不了解时可参考说明书。

◇ 不良反应:任何药物的选择都应该个体化,遵医嘱用药效果更好,可减少不良事件的发生。

需要注意的是,虽然益生菌对健康有益,但并不是每个人都需要额外补充,健康的孩子可以调节饮食,从发酵食物中补充所需的益生菌。

4.益生菌是万能的吗?

孩子出生后有黄疸,医生开了益生菌;孩子两个月了,有肠胀气,医生开了益生菌;孩子添加辅食后便秘,医生开了益生菌;孩子拉肚子,医生又开了益生菌……

这不免让家长有些疑惑,这益生菌可真是万能药啊!但是益生菌真的能包治百病吗?

◇ 益生菌可以治疗腹泻吗?

研究发现,腹泻时服用益生菌,可以调节胃肠道菌群,缓解症状,在一定程度上缩短病程。

◇ 益生菌可以改善便秘吗?

孩子便秘,是因为大肠中的水分不足。大肠中的水分要靠益生菌分解益生元获得,喝水补充的作用不大。若孩子便秘,可以同时服用益生菌和益生元。

◇ 益生菌能缓解肠绞痛吗?

益生菌能在一定程度上缓解肠绞痛,减少孩子哭闹的时间。

◇ 益生菌可以改善孩子乳糖不耐受吗?

益生菌可以改善成人的乳糖不耐受,但对孩子来说尚不确定。

5.益生菌怎样吃效果好?

◇ 粉剂益生菌:用水冲服,水温不能超过 40 ℃。益生菌是活菌,水温如果太高的话,活菌就会被烫死,吃了也没有效果。

◇ 滴剂益生菌:喝前摇匀,直接滴入口中。

◇ 饭后半小时后服用:不与抗生素、蒙脱石散同时服用,应间隔 2 小时以上。这是因为抗生素(阿莫西林、头孢)是菌就杀,不分好坏,会杀灭益生菌;蒙脱石散用于止泻,会在胃肠表面形成一层保护膜,影响益生菌的作用。

◇ 尽快服用:益生菌是厌氧菌,打开后,要尽快服用,避免与空气接触太长时间。

6.应怎样选益生菌?

◇ 看菌种、菌株:

√必须是婴幼儿可食用菌种、菌株。

√选标注菌株号的。

×没有标明菌株号的不要选。

◇ 看活菌数量:

临床试验表明,益生菌剂量在 $10^8 \sim 10^{11}$ CFU/d,才能达到效果。

◇ 是否需要含有益生元:

建议选择含有益生元,如低聚果糖、乳果糖的益生菌。

◇ 选择合适的剂型:

✕不建议选咀嚼片、胶囊,会让孩子吞咽困难。

✕不建议选滴剂益生菌,其活性、稳定性容易受到温度的影响。

√尽量选择粉剂益生菌,这类产品在生产和运输过程中的活菌消耗比较小。

◇ 是否含糖、甜味剂:

✕不选含甘露糖醇、菊粉、白砂糖、蔗糖、葡萄糖等的益生菌。

✕乳糖不耐受的宝宝,不选含奶粉的益生菌。

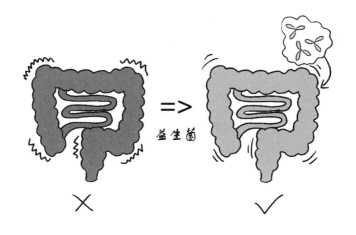

(訾广芹　王少峰　李慧敏　范秀芳)

感冒药

新生儿出现鼻塞、打喷嚏,是感冒了吗?需不需要吃药?

感冒又称"上感",通常指上呼吸道感染,90%以上是由病毒感染引起的。常用的小儿感冒药,多为复方制剂,能够缓解发热、流涕、鼻塞、咳嗽等症状。尽管在它的说明书上,有着新生儿的用药剂量,但建议家长不要随便给新生儿吃感冒药!

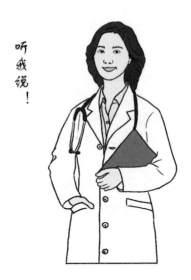

1.为什么不能给新生儿随便吃感冒药?

大家先看一看常用小儿感冒药的成分:

◇ 减充血剂:伪麻黄碱、去氧肾上腺素(新福林)等。

◇ 抗组胺剂:苯海拉明、异丙嗪等。

◇ 镇咳祛痰药:右美沙芬、福尔可定、愈创甘油醚等。

以最常见的伪麻黄碱与右美沙芬为例:伪麻黄碱属于减充血剂一类的成分,它在感冒药中的主要作用是减轻鼻塞的症状,但伪麻黄碱本身是一种神经兴奋剂,它可能带来的不良反应是焦躁、兴奋、失眠、眩晕等。

2016 年,美国食品药品监督管理局(FDA)正式发布公告,明确指出 2 岁以下儿童不应给予任何含有减充血剂或抗组胺药物的感冒药。鼻塞这类的症状对新生儿来说没什么伤害,随着疾病的恢复,很快会缓解。相比用这样的药物,医生更推荐用"生理海盐水"滴鼻来缓解孩子的不适。

右美沙芬属于镇咳药,但它作为中枢性镇咳药,除了有抑制呼吸的风险,还有窒息的风险。2 岁以下的孩子支气管比成人和较大孩子的都会细很多,尤其是毛细支气管,特别容易被痰液堵塞,而咳嗽可以帮助孩子自主把痰液排出。孩子用了右美沙芬这样的止咳药物后,咳嗽反射会被抑制,造成痰液无法顺利排出,这样反而加大孩子呼吸困难的风险。

早在 2007 年,美国就从市场上撤下了所有 0~2 岁的婴幼儿咳嗽感冒药。很多国家都把这类药物的最小适用年龄规定在 6 岁以上。例如,美国儿科学会

（AAP）就明确表示，不建议 6 岁以下的孩子使用感冒或者咳嗽药物；英国药品及保健品管理署等一些权威机构，以及加拿大卫生部，美国 FDA 的意见也是如此。

所以，小婴儿出现这类感冒症状时，家长一定不能盲目用药。

（李文）

消炎药

1.什么是"消炎药"？什么是"抗生素"？

"消炎药"的医学术语名为解热镇痛抗炎药，比如大家所熟知的布洛芬、对乙酰氨基酚、阿司匹林等。这类药物的主要功效为退热、止痛以及对抗无菌性炎症，常用于缓解各种原因引起的发热、急性疼痛以及风湿、类风湿、强直性脊柱炎等疾病。而

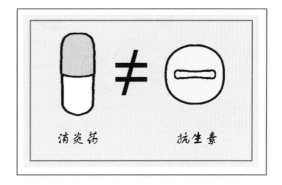

家长口中的"消炎药"通常是指"抗生素"，如青霉素、头孢类、阿奇霉素等，具有抑制和杀灭细菌、支原体、衣原体等对其敏感的病原微生物的作用。

2.新生儿能用抗生素吗？

新生儿是否可以使用抗生素，需要根据以下两点要求：第一符合适应证；第二排除禁忌证。举个例子，新生儿感冒通常是由鼻病毒、副流感病毒、腺病毒、呼吸道合胞病毒等病原体感染引起的，而这群家伙都属于"病毒"，不在抗生素的管辖范围内，即便再高级的抗生素也是鞭长莫及。因此，在不合并细菌感染的情况下，不应使用抗生素。如果在这种情况下使用抗生素，不仅不能治疗疾病，反而会杀灭新生儿体内的有益菌，造成菌群紊乱、双重感染等一系列问题。不过，若出现孩子的脐带化脓了，脐炎引发全身感染导致细菌性败血症的情况，这时候就要靠抗生素大显身手了。在排除过敏等禁忌证的情况下，抗生素不仅要用，而且要早用，足量、足疗程使用。至于具体使用什么样的抗生素，也是大

有文章的,并不是越贵越高级的抗生素越好,医生需要结合孩子的疾病类型、全身状况、血象、微生物培养及药敏试验等诸多因素进行利弊权衡,谨慎选择。

抗生素是把"双刃剑",既可以杀敌,又能够伤己,用对了就是有效杀灭敏感菌、治疗感染性疾病的坚甲利兵;但如果不严格掌握适应证、剂量及停药指征,滥用或不规范使用抗生素,可能会造成肝肾毒性、过敏反应、菌群失调、耐药菌产生等不良后果,甚至催生出没有抗生素可以杀灭的"超级细菌",造成真正需要用药时却无药可用的可怕局面。

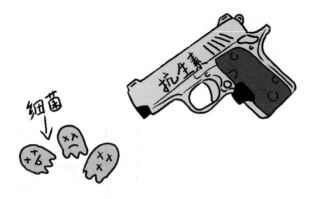

因此,对于抗生素,家长既无须谈虎色变,也绝对不能擅自滥用,需要在专业医生的指导下正确使用。

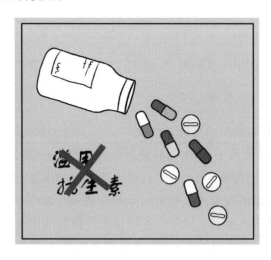

(李文　李嘉惠)

新生儿常用药物的使用方法

新手爸妈对新生儿时期用药安全或多或少存在疑惑,下面介绍几种新生儿时期可能会用到的药物。新生儿由于肝肾功能不完善,药物代谢能力不足,用药必须特别慎重。

1.开塞露的使用方法

◇ 主要成分:甘油、纯净水。

◇ 作用机制:起润滑作用,并刺激肠壁、软化大便,使大便易于排出。

◇ 适应证:便秘。

母乳喂养的新生儿几乎不会出现便秘,排便间隔延长一般都是攒肚,不需特殊干预,但是如果在配方奶喂养期间出现排便时哭闹,大便性状干而排便吃力或导致肛裂,可使用少量开塞露灌肠,软化大便,利于排出。

◇ 注意事项:开塞露可能会刺激孩子的直肠黏膜或导致耐受,不可长期使用,长期便秘时建议问诊专科医生。

2.蒙脱石散的使用方法

◇ 主要成分:八面体蒙脱石微粒,因其来源于纯天然矿物,安全性高、不良反应小,在肠道疾病治疗中倍受推崇。

◇ 作用机制:其是一种吸附剂,属于止泻药的一种。它可以吸附肠道内的黏液和毒素,并减少水分丢失。它还能对消化道起覆盖作用,从而形成一个屏障,减少毒素的渗透。

◇ 适应证:成人及儿童急、慢性腹泻。

研究发现其可有效缩短腹泻时间,但不是新生儿腹泻的首选用药,也不是必须用药,可以作为辅助用药。新生儿腹泻最重要的治疗措施是预防脱水。

◇ 注意事项:不适当应用蒙脱石散可以引发便秘,应用时应咨询专业儿科医生。

3.益生菌的使用方法

◇ 主要成分:含有一定数量的、能够对宿主健康产生有益作用的活微生物。益生菌是目前临床使用最为广泛的微生态制剂。在我国批准应用于人体的益生菌主要有下列菌种:乳杆菌属(13株)、双歧杆菌属(8株)、肠球菌属(2株)、链球菌属(2株)、芽孢杆菌属(5株)、酪酸梭菌、布拉氏酵母菌。

◇ 适应证:多项研究表明益生菌对新生儿是安全的,但对早产儿的安全性尚有争议。益生菌具有通过多种途径提高肠道成熟度及改善肠道功能的潜能,腹泻便秘、乳糖不耐受、黄疸等患儿可应用益生菌治疗。

◇ 注意事项:目前市场上益生菌种类繁多,应用需咨询专业儿科医生,不可滥用。益生菌的胃肠道不良事件发生率为4%,多为皮疹、恶心、产气、肠胃气胀、腹胀和便秘等。

4.凡士林的使用方法

◇ 主要成分:矿物脂。

◇ 作用机制:其不溶于水,化学性质非常稳定,人体不吸收,无不良反应,常被作为化妆品和婴幼儿护肤品的主要成分。涂抹后,良好的封闭性可锁住皮肤内99%的水分,同时有效隔绝空气和细菌。

◇ 适应证:除了用于新生儿日常皮肤保湿、隔离保护外,还可用于唇炎、口周皮炎、非渗出性湿疹、尿布皮炎的婴儿。另外,凡士林还可用于哺乳妈妈的乳头保湿、损伤修复,母亲乳头上的凡士林在哺乳前不需刻意清洗。

5.炉甘石洗剂的使用方法

◇ 主要成分:炉甘石、氧化锌和甘油。

◇ 作用机制:有止痒的效果。

◇ 适应证:炉甘石洗剂是世界卫生组织推荐的婴幼儿安全用药,适用于痱子、荨麻疹、水痘、轻度晒伤、蚊虫叮咬等症状。

◇ 注意事项:炉甘石洗剂外用安全但不可口服;使用时避开眼睛和口鼻,不可用于黏膜部位;皮肤有伤口、破溃和糜烂时禁用;湿疹禁用;购买时请在正规渠道购买国药准字成分简单的炉甘石洗剂。

6.红霉素眼膏和红霉素软膏的使用方法

◇ 主要成分:两者主要成分均为红霉素,区别在于药物浓度不一样。眼膏的药物浓度为0.5%,软膏的药物浓度是1%。

◇ 适应证:软膏对皮肤表面常见的葡萄球菌有较好的杀灭效果,辅料含有凡士林;眼膏适用于眼睑内轻度细菌感染。

◇ 注意事项：两种药物都是抗生素类药物，滥用有风险，要在专业医师指导下，根据病情需要来用药。

7.妥布霉素滴眼液的使用方法

◇ 主要成分：妥布霉素，为无色至微黄色澄明液体。

◇ 适应证：本品适用于敏感细菌所致的外眼及附属器的局部感染。

◇ 注意事项：可能会出现局部刺激症状，如眼睑灼痛或肿胀、结膜红斑等；罕见过敏反应。

8.莫匹罗星软膏的使用方法

◇ 主要成分：莫匹罗星，是一种假单胞菌 A 类的抗生素软膏。

◇ 适应证：破溃的尿布疹、蚊虫叮咬后破溃、脓胀、毛囊炎等，新生儿皮肤上如有感染，症状轻微者早期可以使用抗生素软膏，首选百多邦。

◇ 注意事项：只有在真正感染的情况下才需使用抗生素，不可随意滥用。

9.生理盐水滴鼻剂和海盐水滴鼻剂的使用方法

◇ 主要成分：属等渗溶液，不会过度刺激和损伤鼻黏膜。生理盐水或盐海水喷洗鼻腔可以帮助婴儿的鼻腔保持通畅和湿润。

◇ 适应证：新生儿的鼻腔黏膜柔软，血管丰富，缺少鼻毛，对外界刺激比较敏感，很容易出现鼻甲肿胀或分泌物过多，造成鼻塞。使用小瓶盐水滴鼻剂进行洗鼻，基本上都能把鼻涕从另外一个鼻孔冲出来。

◇ 使用方法：让孩子侧躺，冲洗上面的鼻孔，注意对着鼻腔冲；不要对着鼻中隔冲；冲洗时，应一次把水挤干净，之后擦干净鼻涕；再让孩子反过来侧躺，洗另一侧鼻孔，要保证冲洗的鼻孔始终在上面。

◇ 注意事项：不建议使用自来水、纯净水喷洗鼻腔，因为渗透压不同，会导致鼻黏膜水肿，加重鼻塞。

10.碘伏的使用方法

◇ 医用碘伏通常浓度较低（1％或以下），呈现浅棕色。

◇ 适应证：碘伏具有广谱杀菌作用，在医疗上用作杀菌消毒剂，可用于皮肤、黏膜的消毒，也可处理烫伤、治疗皮肤霉菌感染等。

◇ 新生儿如果需要消毒，可以用碘伏消毒，不需稀释，如新生儿脐部护理等。

◇ 注意事项：碘伏只建议用于擦拭创面周围的完整皮肤，新生儿不可以长期大面积使用。

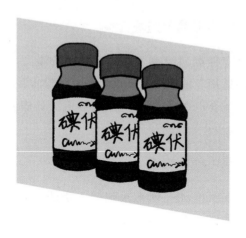

11.维生素 AD 的使用方法

◇ 主要成分：本品为复方制剂，每粒含维生素 A 1500 IU，维生素 D_3 500 IU，辅料为植物油、维生素 E。

◇ 适应证：用于预防和治疗维生素 A 及维生素 D 的缺乏症，如佝偻病、夜盲症及小儿手足抽搐症。

2020 年发布的《中国儿童维生素 A、维生素 D 临床应用专家共识》推荐维生素 AD 每日补充剂量为维生素 A 1500～2000 IU，维生素 D 400～800 IU。建议从孩子出生后开始补充，至少应持续补到 3 岁，也可以继续补到青春期。足月健康新生儿口服 1 粒维生素 AD 即可满足每日生理需要量。

中国的早产儿喂养指导意见建议早产儿前 3 个月补充维生素 D 800～1000 IU，之后改为每天 400 IU，维生素 D_3 可用于早产儿、双胎维生素 AD 之外的额外补充。

◇ 注意事项：每天一粒维生素 AD 并不会中毒，只有一次性服用 30 万 IU，或者每天 5～10 万 IU 超过 3～6 个月才会中毒。所以，新生儿每天服用一粒维生素 AD 是安全的。

（李帅）

妈妈生病服药时还能继续哺乳吗？

如前文提到的一样，所有药物均可不同程度地转运至人乳，但幸运的是转运量相当少，大多数药物平均不到母亲摄入量的1%，大多数母亲可以在服药期间继续哺乳。若服用的为有明确标注的有害的药品，则需要在专业医师或药师处咨询专业意见。

1.药物是如何进入乳汁的？

口服药物大多数经过胃肠道黏膜吸收进入血液，通过血液循环到达乳腺，乳腺部位血流中的药物再以被动扩散的方式通过血管壁扩散进入乳汁。

2.怎样做到安全用药？

◇ 药物的选择：

■ 尽量选择成分单一的药物，避免复方制剂。

■ 选择相对分子质量大，半衰期短（半衰期是指药物在血浆中最高浓度降低到一半所需的时间）的药物，减少药物在妈妈体内停留的时间。

◇ 服药的时间：

■ 一般的药物可以选择空腹服药，利于快速吸收。

■ 脂溶性高的药物可以在进食时服用。

◇ 用药的方式：

口服、皮下注射、肌内注射、局部外用（滴眼液、滴耳液、滴鼻液、搽剂、软膏、吸入剂等）途径给药。口服药物或局部用药时，药物在被吸收进入血液循环前要经过胃肠道、皮肤保护屏障等多道关卡，进入血液被吸收的量很少，最后到达乳汁的含量也更低。因此，建议哺乳期的妈妈们多选择口服药物或局部用药，尽量避免静脉注射。

3.什么时候可以恢复哺乳？

根据药物代谢动力学的理论，药物在最后一次给药达峰值的5个半衰期后，血药浓度可降至峰值的3%左右，此时血浆中仅有微量药物残留，乳药浓度也极其微量。如果哺乳期妇女用药期间停止哺乳，则可在停药5个半衰期后恢复哺乳。

（徐海燕）

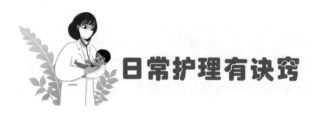

日常护理有诀窍

1.如何保证新生儿居家环境舒适?

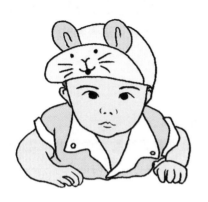

新生儿房间应安置在阳光充足、空气流通的朝南区域,室内最好备有空调和空气净化设备,足月儿室温维持在 22～24 ℃,早产儿室温维持在 24～26 ℃,相对湿度为 55％～65％。室内应色彩鲜明,顶灯明亮、壁灯柔和,昼夜分明。

2.日常家中要用酒精消毒吗?

日常居家保持用品清洁干净,室内空气流通即可,没必要入户前全身喷洒酒精消毒,不过家长在接触新生儿前应洗净双手。

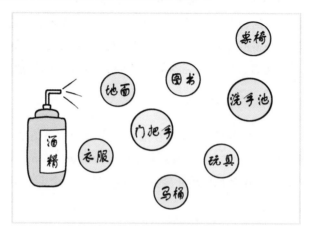

3.新生儿可以吹空调吗?

新生儿可以吹空调,不过家长应先清洗过滤网,防止灰尘细菌滋生。空调的出风口最好安装上挡风板,不直接对着孩子吹风,温度应设置在 26～28 ℃,室内也要定时通风换气,每次至少 30 分钟。

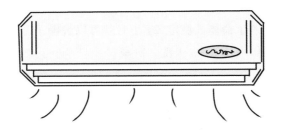

4.房间内能使用加湿器吗?

空气较干燥的北方地区可以在房间内使用加湿器。加湿器内应使用纯净水,每天清洁加湿器内部并换水,防止滋生细菌。

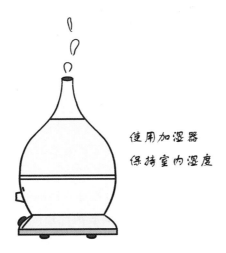

使用加湿器
保持室内湿度

5.新生儿一般穿多少衣服合适?

新生儿一般与成年人穿衣的厚度一致,家长可以试摸孩子的颈部及后背,如果潮湿有汗,则说明穿多了。

6.新生儿一定要戴帽子吗?

新生儿居家时可不戴帽子,外出时建议佩戴。因为孩子越小,头占全身的比例越大,对热量的丢失影响也越大。另外,外出戴帽子还能减少强光刺激。

7.新生儿应多长时间洗一次澡?

新生儿出生后若生命体征稳定,24 小时就可以洗澡了。炎热的夏季可每天洗澡;冬天气温较低,可每 2～3 天洗一次澡。

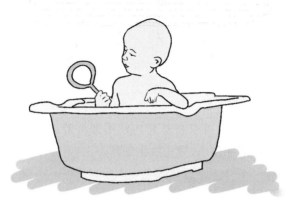

8.在家如何为宝宝洗澡?

由于新生儿容易反流溢奶,应在喂奶前 1 小时左右洗澡。洗澡前关闭门窗,将室温控制在 28 ℃左右,准备好 38～40 ℃的温水,使用舒缓不刺激的沐浴产品。家长应先包裹宝宝身体洗头部,擦干头发后清洗脸部,擦眼睛时,由内眦向外眦擦拭,再逐一擦洗前额、鼻部、嘴角及耳郭,之后将孩子放入浴盆中,头向后仰,洗颈部,用小毛巾从上到下洗全身,再逐一擦洗腋窝、双上下肢、会阴。洗完澡立即用大毛巾包裹住孩子身体,用润肤油轻轻按摩孩子身体,按摩顺序为头面部、上肢、躯干部、双下肢,最后为孩子穿好洁净衣物。

9.新生儿皮肤脱皮正常吗?

新生儿期脱皮属于正常现象,这种皮屑脱落在胎儿时期就已经存在,在母体内一直泡在羊水中,还有胎脂保护皮肤,脱离母体后会出现皮肤脱水期,并在生后几天就会出现脱皮现象。

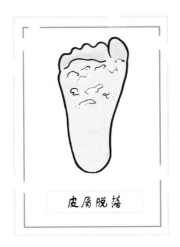

皮屑脱落

10.棉尿布与纸尿裤哪个好？纸尿裤里可以垫棉尿布吗？

两者各有利弊,棉尿布吸水性、透气性好,但尿湿后容易污染衣物,需频繁更换,影响父母及孩子的睡眠,所以建议白天使用棉尿布,夜间使用纸尿裤,但不建议纸尿裤内垫棉尿布。

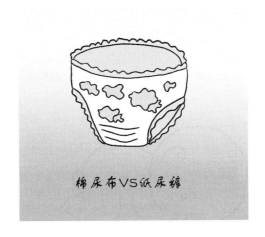

棉尿布VS纸尿裤

11.纸尿裤应多久更换一次？

新生儿神经系统及膀胱括约肌发育不完善,排尿次数多,通常24小时换纸尿裤8～10次,腹泻时应随时更换。家长应选择透气性好、吸湿性强的纸尿裤,以保持孩子的小屁股干爽舒适。

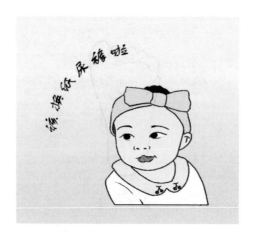

12.孩子屁股红了该怎么办?

红屁股又称"尿布疹"或"尿布皮炎",是因为孩子臀部皮肤受尿便刺激、未及时更换尿布,长时间在潮湿闷热的环境中不透气而形成的。建议家长每隔2~3小时及时更换纸尿裤,孩子大便后及时洗净屁股,涂抹护臀膏预防红臀。一旦孩子发生红屁股,需要每天打开纸尿裤晾干皮肤30~60分钟,并涂氧化锌软膏。如果孩子红屁股是因为排便次数增多引起,应积极治疗腹泻,增加更换尿布的频次。

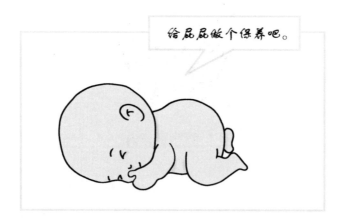

13.新生儿的脐带什么时候脱落?

新生儿脐带一般3~7天自然脱落,部分新生儿会需要两周左右。脐带未脱落前,家长勿强行剥脱。

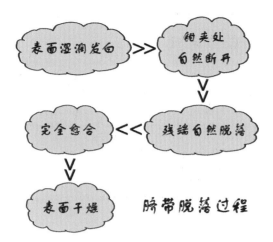

脐带脱落过程

14.新生儿的脐带渗血该怎么办?

新生儿脐带临近脱落时,脐根结扎处创面未完全愈合时会出现少量渗血。少量渗血时使用 0.5％碘伏棉签消毒脐根创面,保持清洁干燥;出血较多时消毒棉签压迫止血,无改善时应及时就医。

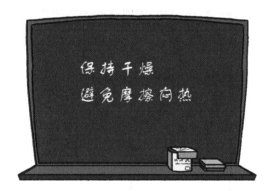

15.如何清洁新生儿的外阴?

保持外阴清洁对于预防新生儿逆行感染很重要。家长可以在给新生儿清理大便或者洗澡的时候进行清洗,没必要每次换尿布时都清洗,因为无论男孩和女孩的外阴都有自我清洁的保护机制,不需过度清洁。清洗时仅用温水就可以,避免选择碱性刺激的产品,清洗后用柔软的毛巾蘸干,避免用力擦拭。

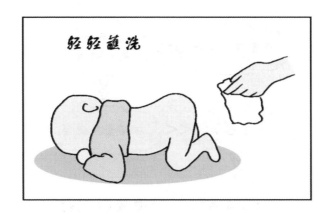

16.新生儿出生后体重降低了是正常现象吗?

新生儿出生数日内因丢失较多水分及排出胎便,出现体重下降,这属于新生儿的正常现象,约在出生 4 天后体重达到最低,一般不超过 10％,7～10 天可恢复到出生时体重。

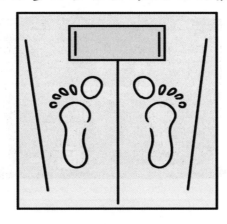

17.新生儿鼻子上为什么会有"白头"?

新生儿生后 3 周内,鼻尖、鼻翼、颜面部可见小米粒大小、黄白色皮疹,是由于皮脂腺堆积形成,多自行消退,不需用药,应注意避免挤压。

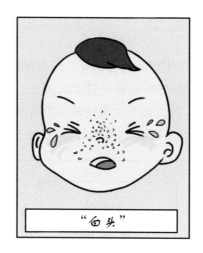

"白头"

18.新生儿打嗝该怎么办?

新生儿打嗝大多数为膈肌痉挛所致,可自行缓解。打嗝时间较长且不能缓解时,可以喂少量奶,孩子经吞咽、呼吸调节后,可缓解。

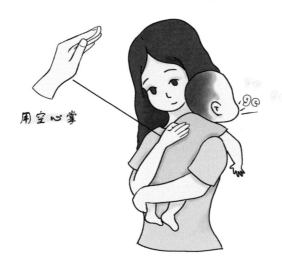

用空心掌

19.新生儿出生后多长时间会排胎便?

正常新生儿多在出生后 12 小时内初次排出胎便,或可延至 12~24 小时,极少数在 24~48 小时才开始排便。如超过 48 小时尚未排便,应进一步检查,排除疾病所致。

20.新生儿每次换尿裤都有大便正常吗?

大便的性状、次数常因不同的饮食而异。配方奶喂养的孩子,大便多呈淡黄色或灰土色,并且常有便秘倾向;而吃母乳的孩子,大便多是金黄色黏糊状,每天1~4次,也可能4~5次,甚至每次换尿布都有大便排出。只要大便的性状不改变,孩子的身体体重正常增长、精神好,妈妈就不必惊慌。

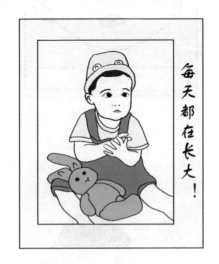

21.新生儿出生后多长时间排小便?

约15％的新生儿出生后立即排尿,95％的新生儿出生后24小时内排尿,如果新生儿出生后24~48小时内仍然无尿,就需要做进一步检查。

22.宝宝尿色发红正常吗?

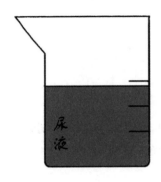

一部分新生儿尿布上小便呈粉红色或砖红色,这是因为前几天进食少,尿液浓缩,排出的小便经尿布吸收后尿酸盐结晶析出所致,喂养增多后就会消失。如果女婴尿液中发现少量暗红色凝块,可能是假月经,也会自然消失。如果尿液是鲜红色,尿常规检查发现大量红细胞,则要考虑出血或者感染,需要进一步查找病因。

23.如何理解新生儿的哭声?

新生儿不会说话,哭是他们表达自己需求的方式,家长一定要及时回应,满足孩子的需求,居家护理时可通过以下哭声来判断孩子的需求:

◇ 孩子发出有节奏的"啊啊"声,表示饿了,需要及时喂奶。

◇ 如果孩子哭声尖锐,两腿屈曲乱蹬,向外溢奶或吐奶,为过饱性哭声。

◇ 如果孩子大声啼哭、不安,四肢舞动,颈部多汗,表示燥热性哭声。

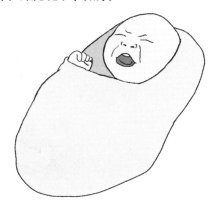

◇ 如果孩子哭时两腿乱蹬,表示排尿或排便了。

◇ 如果孩子哭声低沉、有节奏,哭时肢体少动、手发凉、嘴唇发紫,表示寒冷性哭声。

◇ 如果孩子哭声尖直,表示疼痛性哭声,需要检查孩子情况。

24.新生儿睡觉时出汗多是缺钙吗?

入睡时新生儿基础代谢率下降,身体会通过出汗散热。出汗多也可能是穿衣盖被过多的原因,不一定是缺钙导致。

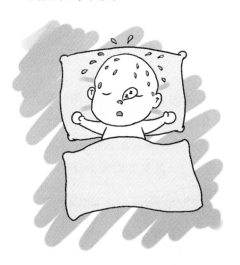

25.新生儿为什么容易流口水?

口水是口腔唾液腺分泌的唾液,婴儿期出牙时口水大量分泌、食物刺激、习惯性张口、过于专注忘记吞咽时,便出现"生理性流涎",这种情况通常会在孩子2岁左右时消失。

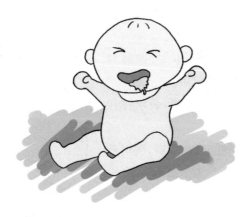

26.新生儿血糖低时可以喂糖水吗?

母亲孕期血糖高时,新生儿在出生早期阶段容易出现低血糖,可以尽早哺喂配方奶提供葡萄糖来源,不建议使用糖水或加糖奶喂养,因为快速提升血糖可刺激自身胰岛素的分泌,导致反应性低血糖。当孩子血糖持续低于2.6毫摩尔/升时,应住院治疗。

27.新生儿舌系带过短该怎么办?

舌系带过短通常指不能将舌前伸超过牙龈。婴儿舌系带过短会影响舌的运动,从而影响吸吮能力,长大了还会影响说话、刷牙,或被同龄人取笑。如果通过调整喂养姿势和哺乳技术不能缓解喂养困难,就需要带孩子到口腔外科手术进行松解治疗,一般约0.1%的婴儿需要治疗。

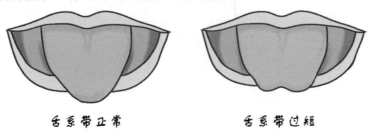

舌系带正常　　　　　　　　舌系带过短

28.新生儿有以下运动正常吗?

当新生儿出现惊跳、使劲握拳、蹬腿、抖动、抓耳朵、摇头、打头等动作时,先排除神经系统发育不完善、湿疹过敏、痒等原因导致,如果外观无异常,多留意观察就可以。如果除打头外,新生儿还伴有比较明显的精神萎靡、哭闹不安等症状,应及时就诊。

29.B 超显示孩子肾盂分离了该怎么办?

肾脏是产生尿液的地方,尿液汇集到肾盂,通过输尿管排到膀胱,然后经尿道排出体外。如果肾盂扩张(超声下显示肾盂分离),就会提示肾脏发育不良或肾盂下游堵塞等问题。产检发现胎儿肾盂分离的现象并不少见,大约有1‰的概率,并非扩张一定是肾脏有问题。肾盂扩张 5～9 毫米,称为轻度扩张,10～15 毫米称为中度扩张,大于 15 毫米称为重度扩张。绝大多数胎儿为轻到中度,出生后有肾脏或输尿管问题的可能性小,重度者则问题较重。严重程度与出现问题的时间也密切相关,发现肾盂分离越晚,有问题的可能性越小。如果产检发现胎儿肾盂分离超过 10 毫米,则生后应到泌尿科进一步检查。

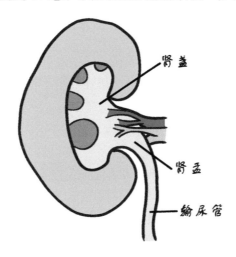

30.如何预防新生儿感染?

新生儿期由于免疫屏障未完全建立,很容易出现感染性疾病。为了减少感染性疾病的发生,应坚持母乳喂养,确保孩子充足的睡眠,居住环境整洁、干净、无噪声,衣物柔软清洁,有足够的家庭情感交流,尽量减少人员探访,并按时预防接种。

31.如何早期发现发育迟缓的孩子?

当孩子出生史异常,出生后发现不能达到同月龄孩子的正常运动发育水平时,如肌张力异常、原始反射(如拥抱反射等)持续存在,则需引起家长重视,及时就医。

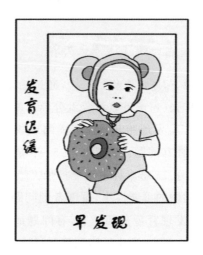

32.如何给新生儿喂药?

居家为新生儿喂药时,家长应抱起孩子或抬高其头部,以防呛咳。喂药时间宜在哺乳前进行,以免因服药呕吐时将奶汁吐出,引起误吸。颗粒或片剂应稀释为水剂后使用喂药器哺喂。

33.如何做袋鼠式护理?

袋鼠式护理是一种父母与孩子共同参与的互动活动,是父母提供温暖和爱的方式。找一个舒适的座位,父母穿前开的上衣,孩子裸身趴在父亲或母亲胸前,皮肤贴着父亲或母亲的皮肤。袋鼠式护理可稳定孩子的呼吸和心跳,让其有更多的深睡,并促进体重增加和神经系统的发育。

34.新生儿出生后可以竖抱吗?

新生儿出生早期家长应尽量横抱,若要竖抱时要给予足够的头颈部支撑,使新生儿身体位于中线位,两边对称,躯体伸展处于同一水平,不前伏后仰,四肢屈曲,让新生儿双手位于嘴唇附近。

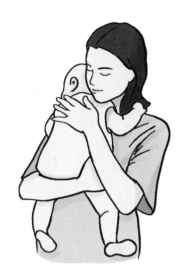

35.可以给新生儿使用安抚奶嘴吗？

早产儿使用安抚奶嘴进行非营养性吸吮,可锻炼吸吮能力,促进肠道发育,缩短住院时间,所以推荐早产儿使用安抚奶嘴。足月儿可由父母选择是否使用,出生早期使用安抚奶嘴可能会干扰母乳喂养。孩子到了 1 岁以后建议停止使用安抚奶嘴,避免中耳炎和口腔发育异常的风险。目前,市场上安抚奶嘴品类繁多,应选用安全的材质、合适的尺寸,不能用奶瓶的奶嘴代替安抚奶嘴。

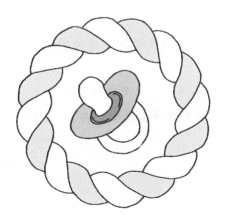

36.为何有的新生儿头发稀少？

婴儿期毛囊尚未发育成熟,受遗传、营养等因素影响,部分婴儿头发会比较稀疏,比较细。

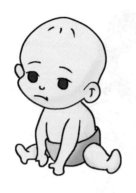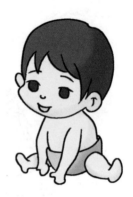

37.新生儿歪头睡会发生斜颈吗?

不会。斜颈是一些先天发育或产伤等原因造成的,不是睡出来的,如有斜颈应及时就诊。

38.新生儿需要睡枕头吗?

新生儿的脊柱是直的,不论是平躺还是侧卧,头部和身体都处于同一水平线,用枕头容易导致颈椎发育异常,所以建议1岁以内的孩子最好不要睡枕头,以免增加婴儿猝死综合征的风险。1岁以上的孩子可以开始使用枕头,并根据其发育状况及时更换枕头。

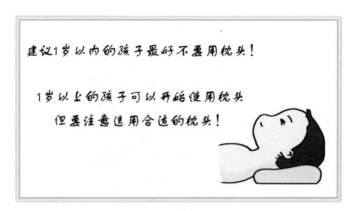

建议1岁以内的孩子最好不要用枕头!

1岁以上的孩子可以开始使用枕头
但要注意选用合适的枕头!

39.新生儿为何有关节弹响?

婴儿的关节还没有发育好,韧带比较松弛,容易发出弹响,随着月龄增长这种情况就会消失。

40.新生儿小腿弯正常吗?

任何人的小腿骨都是弯的,这是正常的解剖结构,可起到缓冲效果,有利于行走,只是新生儿看上去比较明显而已。

41.囟门大小有问题吗?

新生儿出生时颅骨尚未发育完全,左右顶骨与额骨形成的菱形骨间隙叫前囟,前囟大小不一,大小为 1.5～2.5 厘米(两对边中点连线),摸上去有搏动感,部分孩子 6 个月后开始缩小,一般会在 12～18 个月时闭合;在枕骨与顶骨之间的间隙叫后囟,后囟出生时或生后 2～3 月闭合,可允许轻柔地触摸。如果发现囟门闭合过早或过晚,要及时就诊。

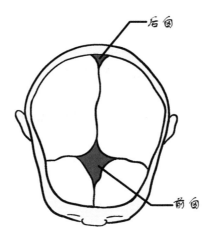

(郭跃华　吴玉梅)

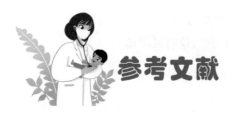

参考文献

1.黎海芪.实用儿童保健学[M].2 版.北京:人民卫生出版社,2022.

2.邵肖梅,叶鸿瑁,丘小汕.实用新生儿学[M].5 版.北京:人民卫生出版社,2019.

3.孙锟,常立文.儿科学[M].9 版.北京:人民卫生出版社,2018.

4.MARTIN R J, FANAROFF A A, WALSH M C. Neonatal-Perinatal Medicine: Disease of the Fetus and Infant[M]. 10th ed. St.Louis: ELSEVIER, 2015.

5.TRICIA L G, FABIEN G E, FAYEZ B M. Gomella's neonatology[M]. 8th ed. New York:Lange,2020.

6.杜立中,马晓路.新生儿高胆红素血症诊断和治疗专家共识[J].中华儿科杂志,2014,52(10):745-748.

7.国家卫生健康委员会临床检验中心新生儿遗传代谢病筛查室间质评委员会,欧明才,江剑辉.新生儿遗传代谢病筛查随访专家共识[J].中华医学遗传学杂志,2020,37(4):367-371.

8.中国妇幼保健协会新生儿保健专业委员会,中国医师协会新生儿科医师分会.产科母婴同室新生儿管理建议[J].中华新生儿科杂志,2017,32(2):81-85.

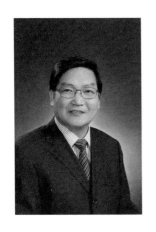

跋　健康科普——开启百姓健康之门的"金钥匙"

从医三十多年,每天面对那么多患者,我在工作之余常常思考,如何让人不生病、少生病,生病后早诊断、早治疗、早康复。这样既能使人少受病痛折磨,又能减少医疗费用,还能节约有限的医疗卫生资源。对广大医者而言,如此重任,责无旁贷。

《黄帝内经》说,上医治未病、中医治欲病、下医治已病。老子曾说:"为之于未有,治之于未乱。"这些都说明了疾病预防的重要性。

做医学科普有重要意义,是一件利国利民、惠及百姓的大事。在大健康时代,医者不仅要掌握精湛的医术,为患者治病,助患者康复,还应该积极投身健康科普事业,宣传和普及医学知识,引导大众重视疾病的预防,及早诊断和规范治疗。因此,近年来我逐步重视科普工作。

记得小时候,每每遇到科学上的困惑,我就去翻"十万个为什么"这套书,从中寻找答案。那么,百姓对身体健康产生疑问,有无探寻答案的去处? 在多年的临床工作中,我常常碰到患者对疾病一知半解或存在误解的情况。我心里很清楚,患者就医之前往往会先上网搜索,可是网上的信息鱼龙混杂,不少内容缺乏科学性、权威性,患者被误导的情况时有发生。当患者遇到困惑时,能否从权威的医学科普书籍中找到答案? 我曾广泛查阅,了解到有关医学科普方面的书籍虽然种类繁多,但良莠不齐,尤其成规模、成系统的丛书更是鲜见,于是,我萌发了编写本丛书的想法,并为这套书取名"医万个为什么——全民大健康医学科普丛书"，"医"与"一"同音，一语双关，"全民大健康"是我们共同的心愿和目标。

朝斯夕斯，念兹在兹。我多方征求相关专家意见，反复酝酿，最终达成一致意见，大家都认为很有必要编写一套权威的健康科普丛书，为百姓答疑解惑。一个时代，有一个时代的使命；一代医者，有一代医者的担当。历经一整年的精心策划和编写，"医万个为什么——全民大健康医学科普丛书"终于付梓了。大专家写小科普，这套书是齐鲁名医多年从医经历中答患者之问的精华集锦，是对百姓健康的守护，也是对开启百姓健康之门的无限敬意。

物有甘苦，尝之者识；道有夷险，履之者知。再伟大的科学家也有进行科普宣传的责任。"医万个为什么——全民大健康医学科普丛书"要做的就是为百姓答疑解惑、防病治病，让医学科普流行起来。

丛书编纂毫无疑问是个复杂的系统工程，自 2021 年提出构想后，可谓一呼百应，医学专家应者云集。仅仅不到一年的时间，我们集齐了近千名作者，不舍昼夜努力，撰写完成卷帙浩繁、数百万字的书稿，体现了齐鲁医者的大使命、大担当、大情怀。图书是集权威性、科普性、实用性以及趣味性为一体的医学科普精粹，对百姓健康来说极具实用价值，也是落实党的二十大报告"把保障人民健康放在优先发展的战略位置，完善人民健康促进政策"的医学创举。

在图书编写过程中，我们着力做到了以下两点：

一是邀请名医大家执笔。山东省研究型医院协会自成立起，就在学术交流、人才培养、科技创新、成果转化、服务政府和健康科普教育等方面做出了一定的成绩，尤其在健康科普方面积累了丰富经验，并打造了一支高水平的科普专家团队。本套丛书邀请的都是相关专业的名医作分册主编，高标准把关。由于医学专业术语晦涩难懂，如何做到深入浅出、通俗易懂，既能讲明医学知识又符合传播规律是摆在我们面前的难题。有些大专家学识渊博且有科普热情，不过用语太过专业；年轻医生熟悉互联网传播特点，但专业的深度有时候略显不足。所以我们采用"新老搭配"的方法，在内容和语言风格上下功夫，力求呈现在读者面前的内容"一看就懂，一学就会"。

二是创新传播形式。我们邀请专业人士高标准录制音频，把全书内容分章节以二维码的形式附在纸质图书上，以视听结合的方式呈现，为传统科普注入新鲜活力。二维码与纸质科普图书结合，让读者随时扫码即可聆听，又能最大限度拓展纸质科普书的内容维度，实现更广泛的科普，让"每个人是自己健康第一责任人"的宗旨践行得更实、更深入人心，无远弗届！

有鉴于此，我要以一位老医学工作者、医学科普拥趸者的身份衷心感谢和赞佩以专家学者为首的作者队伍的倾情付出。

还要特别感谢张运院士、宁光院士为本丛书撰文作序，并向为图书出版付出心力的编辑以及无数幕后人的耕耘和努力表示衷心感谢，向你们每一个人致敬！

念念不忘，必有回响。衷心希望"医万个为什么——全民大健康医学科普丛书"能为千家万户送去健康，惠及你我他，为健康中国建设助力。

山东省研究型医院协会会长 胡三元

2023 年 5 月

胡三元，医学博士，二级教授，主任医师。原山东大学齐鲁医院副院长、山东第一医科大学第一附属医院院长。现任山东大学齐鲁医院、山东第一医科大学第一附属医院普通外科学学术带头人，山东大学特聘教授、山东大学和山东第一医科大学博士研究生导师；山东省"泰山学者"特聘教授、卫生部和山东省有突出贡献中青年专家、山东省医学领军人才，享受国务院政府特殊津贴。

对中国腔镜技术在外科领域特别是肝胆胰脾外科中的创新应用与规范推广、"腹腔镜袖状胃切除术＋全程化管理"治疗肥胖症与 2 型糖尿病体系的建立和国产腔镜手术机器人的研发做出了突出贡献。荣获国家科技进步二等奖、中华医学科技奖一等奖、山东省科技进步一等奖等 10 余项科技奖励。

主要社会兼职：中国医师协会外科医师分会副会长；中华医学会外科学分会委员、腹腔镜内镜外科学组副组长；中华医学会肿瘤学分会委员；中国研究型医院学会微创外科学专业委员会主任委员；中国医药教育协会代谢病学专业委员会主任委员；中国医学装备协会智能装备技术分会会长；山东省医学会副会长、外科学分会主任委员；山东省医师协会腔镜外科医师分会主任委员；山东省研究型医院协会会长。